AF902340

Kohlhammer

Die Autorin

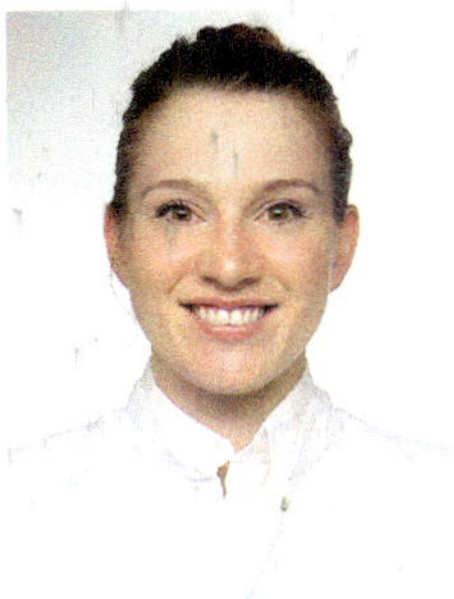

Dr. med. Katharina Luisa Rudolf ist Fachärztin für Innere Medizin und absolviert derzeit die Weiterbildung zur Fachärztin für Arbeitsmedizin bei Medical Airport Service GmbH in Kassel. Während ihrer Facharztweiterbildung in Innerer Medizin war sie auch als Notärztin tätig und sammelte umfangreiche Erfahrung in der Akut- und Intensivmedizin. Aktuell arbeitet sie zusätzlich an der Zusatzbezeichnung »Ernährungsmedizin«, um Prävention noch umfassender in ihre Tätigkeit einzubinden. Ihr besonderes Interesse gilt der praxisnahen Umsetzung arbeitsmedizinischer Vorsorge, der strukturierten Anamnese sowie der Verbindung klinischer Expertise mit präventivem Handeln im betrieblichen Umfeld. Sie engagiert sich in der Arbeitsgruppe »Lebensphasen- und gendersensible Arbeitsmedizin« des Verbandes Deutscher Betriebs- und Werksärzte (VDBW) und bringt sich dort aktiv in die fachliche Weiterentwicklung dieses Themas ein.

Für Anregungen oder Hinweise dürfen Sie sich gerne an folgende Adresse wenden:
arbeitsmedizinpraktisch@gmail.com

Katharina Rudolf

Arbeitsmedizin praktisch

Ein Praxishandbuch für die Weiterbildung
und den arbeitsmedizinischen Alltag

Verlag W. Kohlhammer

1. Auflage 2026

Gesamtherstellung: W. Kohlhammer GmbH, Heßbrühlstr. 69, 70565 Stuttgart
produktsicherheit@kohlhammer.de

Print:

ISBN 978-3-17-047148-1

E-Book-Formate:
pdf: ISBN 978-3-17-047149-8
epub: ISBN 978-3-17-047150-4

Inhaltverzeichnis

Übersicht über das elektronische Zusatzmaterial

Die folgenden Zusatzmaterialien sind enthalten (Den Weblink, unter dem die Zusatzmaterialien zum Download verfügbar sind, finden Sie unter dem Kap. »Zusatzmaterial zum Download« am Ende dieses Buches).

- Zusatzmaterial 1 – Anamnese-Tabelle
- Zusatzmaterial 2 – Anamnese-Textfeld
- Zusatzmaterial 3 – Romberg-Versuch
- Zusatzmaterial 4 – Unterberger Tretversuch
- Zusatzmaterial 5 – Epworth Sleepiness Scale
- Zusatzmaterial 6 – Checkliste Begehung
- Zusatzmaterial 7 – Checkliste Erstgespräch
- Zusatzmaterial 8 – Anzeige einer Berufskrankheit & Erläuterung
- Zusatzmaterial 9 – Checkliste ergonomischer Arbeitsplatz
- Zusatzmaterial 10 – UV-Information für Beschäftigte
- Zusatzmaterial 11 – Übersicht Biostoffe
- Zusatzmaterial 12 – 1 × 1 des Impfpasslesens
- Zusatzmaterial 13 – Dos und Don'ts beim Impfen
- Zusatzmaterial 14 – Ototoxische Arbeitsstoffe sowie Medikamente
- Zusatzmaterial 15 – Erklärung Weber-Test
- Zusatzmaterial 16 – DGUV-Checkliste 2021 für physische Belastungen bei der Arbeit
- Zusatzmaterial 17 – Urinfarbe-Skala
- Zusatzmaterial 18 – Muster: Ärztliches Gutachten nach Anlage 5 FeV
- Zusatzmaterial 19 – Zeugnis über die augenärztliche Untersuchung
- Zusatzmaterial 20 – Mini-Checkliste für Außentermine

Vorwort

Dieses Buch ist im Laufe meiner Weiterbildung in der Arbeitsmedizin entstanden. Viele Anregungen stammen aus dem Alltag, aus Gesprächen mit Kolleginnen und Kollegen sowie aus den Erfahrungen, die ich Schritt für Schritt sammeln durfte.

Mein besonderer Dank gilt meiner Familie. Ohne ihre beständige und verlässliche Unterstützung wäre ich heute nicht an diesem Punkt. Sie haben mir den Rückhalt gegeben, den es braucht, um immer weiter streben und mich frei entwickeln zu können. Zudem durfte ich auf ihre hilfreichen und stets ermutigenden Rückmeldungen vertrauen, die den Entstehungsprozess dieses Buches begleitet haben. Meiner Schwester danke ich besonders für die Erstellung der Abbildungen und ihre Kreativität, die diesem Buch eine eigene Handschrift verleiht.

Meinem Mann danke ich von Herzen für seine Geduld, seine Ermutigung und dafür, dass er mich in allen Phasen dieses Projektes tatkräftig unterstützt und begleitet hat.

Ein ebenso besonderer Dank geht an meine Chefin, Frau Dr. med. Gisela Hinck. Sie war die erste Führungspersönlichkeit, der ich uneingeschränkt vertraut habe. Sie hat mir gezeigt, dass Führung persönlich und wertschätzend sein kann. Ich bin ihr für ihre fachliche Begleitung und ihr Lektorat besonders dankbar.

Dieses Buch widme ich allen, die in der Arbeitsmedizin täglich engagiert sind, um Prävention in den Mittelpunkt zu stellen und Gesundheit zu fördern, bevor Krankheiten entstehen.

Göttingen, im Februar 2026
Katharina Rudolf

1 Einleitung

1.1 Entstehung und Ziel dieses Kompendiums

Die Arbeitsmedizin ist ein interdisziplinäres Fachgebiet mit wachsender Relevanz, insbesondere angesichts neuer Arbeitsformen, zunehmender psychischer Belastungen und des demografischen Wandels. Die vorhandene Fachliteratur ist wertvoll, jedoch oft sehr detailliert oder primär auf die rechtlichen Rahmenbedingungen ausgerichtet. Was bislang fehlte, ist eine kompakte, praxisnahe Übersicht, deren Gebrauch einen unmittelbar anwendbaren Nutzen im praktischen arbeitsmedizinischen Alltag erleichtert.

Dieses Praxishandbuch für Arbeitsmedizin schließt diese Lücke. Es richtet sich an Weiterbildungsassistentinnen und -assistenten, Fachärztinnen und Fachärzte für Arbeitsmedizin sowie weitere Fachkräfte, die in der betriebsärztlichen Praxis tätig sind und sich im betrieblichen Alltag eine klare, praxisnah-strukturierte und schnell zugängliche Unterstützung wünschen.

Die Idee zu diesem Handbuch entstand aus meiner eigenen Erfahrung: Seit ich begonnen habe, arbeitsmedizinische Sprechstunden abzuhalten, standen häufig Angebotsvorsorgen für Tätigkeiten an Bildschirmgeräten, Pflichtvorsorgen der Biostoffverordnung oder Feuchtarbeit auf dem Plan. Mir war anfangs oft nicht klar, welche konkreten Inhalte eine solche Untersuchung beinhalten sollte. Worauf sollte ich bei der körperlichen Untersuchung meinen Schwerpunkt legen? Welche Themen müssen angesprochen werden? Welche Beratungen sind verpflichtend oder sinnvoll? Welche diagnostischen Maßnahmen wie Blutdruckmessung, Urinuntersuchung, Lungenfunktionstest, gegebenenfalls Ergometrie oder EKG ab einem bestimmten Alter sind angezeigt?

Auch bei den Eignungsuntersuchungen ergeben sich Fragen: Welche Mindestanforderungen an den Fernvisus gelten bei Fahr-, Steuer- und Überwachungstätigkeiten oder im Rahmen einer Fahrerlaubnisverordnung?

Die verfügbaren Nachschlagewerke boten mir oft entweder eine reine Sammlung an Gesetzestexten oder sehr ausführliche, jedoch wenig praktisch anwendbare Darstellungen. Was mir fehlte, war eine prägnante Übersicht, eine Art kompakte Checkliste, die ich schnell aufschlagen konnte, um mich vor dem Termin klar zu strukturieren. Was genau muss untersucht und dokumentiert werden? Welche Angaben dürfen auf einer Bescheinigung erscheinen und welche nicht, vor allem wenn man den Datenschutz und die ärztliche Schweigepflicht berücksichtigt?

Bereits im ersten Jahr meiner Weiterbildung begann ich deshalb, meine eigenen Notizen zu sammeln. In den Weiterbildungskursen stellte ich fest, dass viele Kolleginnen und Kollegen ähnliche Unsicherheiten empfanden. So entstand die Idee, meine Aufzeichnungen zu einem umfassenden, systematisch aufgebauten Praxishandbuch weiterzuentwickeln.

Natürlich bleibt jede ärztliche Anamnese immer auch eine Frage des individuellen Ermessens: Je nach Situation kann es notwendig sein, über die Mindestanforderungen hinauszugehen und Mitarbeitende umfassend zu beraten, insbesondere im Sinne der in der aktuellen arbeitsmedizinischen Vorsorge Verordnung (ArbMedVV) verankerten *»ganzheitlichen Vorsorge«*. Gerade in Zeiten, in denen sich viele Beschäftigte vom Gesundheitssystem nicht ausreichend unterstützt fühlen, kommt der Arbeitsmedizin die wichtige Aufgabe zu, Menschen beratend, unterstützend und präventiv zu begleiten.

1.2 Ziel dieses Buches

Ziel dieses Buches ist es, eine praxisnahe Unterstützung im arbeitsmedizinischen Alltag zu bieten. Es soll helfen, im beruflichen Handeln Sicherheit zu gewinnen und gleichzeitig eine fundierte Grundlage für Beratung und Untersuchung zu schaffen.

1.3 Aufbau und Besonderheiten

Der Aufbau basiert auf den Empfehlungen der Deutschen Gesetzlichen Unfallversicherung (DGUV – Stand 2024), den Vorgaben der ArbMedVV einschließlich den dazu veröffentlichen arbeitsmedizinischen Regeln (AMR) sowie auf weiteren gesetzlichen Grundlagen, Verordnungen und Informationen der Unfallversicherungsträger.

- Strukturierte Anamnese: Einführung in die Systematik, z. B. anhand verbreiteter digitaler Befunddokumentationen
- Untersuchungsanlässe: praxisnahe Darstellung der wichtigsten Tätigkeitsbereiche – von Infektionsgefährdung über Gefahrstoffe bis UV-Strahlung und Fahr- und Steueraufgaben
- Konkrete Umsetzung: Untersuchungstechniken, Grenzwerte, Entscheidungsgrundlagen, Beratungsinhalte und Hinweise zur Dokumentation

Besonderheiten dieses Werkes:

- Praxisbezug: konkrete Untersuchungshinweise, Checklisten und Beispiele
- Interaktivität: digitale Version mit Verlinkungen zu Quellen und vertiefenden Informationen
- Visualisierung: Übersichtliche Darstellungen wie Tabellen und Schaubilder unterstützen das Verständnis
- Flexibilität: erhältlich als Print-Version und als PDF- sowie epub-Datei

Bei der Strukturierung und sprachlichen Ausarbeitung dieses Werkes wurden digitale Werkzeuge unterstützend eingesetzt. Die inhaltliche Verantwortung liegt vollständig bei der Autorin.

Die Arbeitsmedizin befindet sich in einem kontinuierlichen Wandel. Neue wissenschaftliche Erkenntnisse, aktualisierte Empfehlungen der DGUV, Änderungen arbeitsmedizinischer Regeln sowie fortlaufende Anpassungen der Impfempfehlungen der Ständigen Impfkommission (STIKO) prägen die praktische Umsetzung. Daraus ergibt sich die Verantwortung, die eigene ärztliche Tätigkeit stets an den aktuellen Stand der Wissenschaft und Regelwerke anzupassen. Nach § 4 Abs. 1 der (Muster-)Berufsordnung sind Ärztinnen und Ärzte verpflichtet, sich fortzubilden, um die für die Ausübung des Berufs erforderlichen Kenntnisse, Fähigkeiten und Fertigkeiten zu erhalten und weiterzuentwickeln (Aligbe, 2025, S. 132ff.). Dies gilt in besonderem Maße für die Arbeitsmedizin, die von sich verändernden Arbeitsbedingungen und neuen gesundheitlichen Anforderungen geprägt ist.

2 Strukturierte Anamnese und körperliche Untersuchung

In diesem Kapitel werden die Grundsätze einer strukturierten arbeitsmedizinischen Anamnese sowie die wesentlichen Elemente der körperlichen Untersuchung dargestellt. Ziel ist es, den in der Arbeitsmedizin tätigen Ärztinnen und Ärzten eine praxisorientierte Orientierung zu geben, welche Aspekte im arbeitsmedizinischen Setting erfragt, erhoben und dokumentiert werden sollten.

Die Inhalte orientieren sich in Anlehnung an verbreitete digitale Befunddokumentationen.

2.1 Übersicht der Anamnesebereiche

Nachfolgend werden die zentralen Anamneseabschnitte mit beispielhaften Fragen vorgestellt. Diese können individuell angepasst und ergänzt werden. Zur Dokumentation empfiehlt sich eine strukturierte tabellarische oder digital unterstützte Erfassung (z. B. Dropdown-Auswahl oder Freitextfelder). Für mögliche Varianten siehe Zusatzmaterial 1 und Zusatzmaterial 2[1].

2.1.1 Arbeitsanamnese

- Seit wann sind Sie bei Ihrem aktuellen Arbeitgebenden beschäftigt?
- Welche Funktion bzw. Tätigkeit üben Sie aus?
- Was waren Ihre früheren beruflichen Stationen: Wo und in welcher Tätigkeit?

2.1.2 Tätigkeitsmerkmale (Gefährdungsermittlung durch Tätigkeit)

- Beschreiben Sie Ihren Arbeitsplatz.
- Üben Sie eine überwiegend sitzende oder stehende Tätigkeit aus?
- Heben oder tragen Sie schwere Lasten?

1 Hinweise zum Download aller digitalen Zusatzmaterialien dieses Werks finden Sie im Kap. »Zusatzmaterial zum Download« am Ende dieses Buches.

- Arbeiten Sie regelmäßig mit Bildschirmgeräten?
- Besteht bei Ihnen eine regelmäßige oder gelegentliche Tätigkeit im Schicht- oder Nachtdienst?
- Sind Sie bei der Arbeit einer besonderen Infektionsgefährdung ausgesetzt (z. B. Umgang mit Patientinnen und Patienten, Lebensmitteln, Abwasser, Tieren)?
- Besteht bei Ihnen eine Exposition gegenüber Gefahrstoffen, Lärm, Vibrationen, Hitze, Kälte oder UV-Strahlung?
- Gibt es bei Ihnen Tätigkeiten mit Absturzgefahr, Arbeiten in engen Räumen oder unter Überdruck?
- Liegen bei Ihnen psychische Belastungsfaktoren vor (z. B. hoher Zeitdruck, Konflikte, hohe Verantwortung, Monotonie)?

2.1.3 Sozial- und Familienanamnese

- Gibt es bei Ihnen familiär gehäuft auftretende Erkrankungen? (z. B. Herz-Kreislauf-Erkrankungen, Diabetes, Krebserkrankungen)

2.1.4 Gynäkologische Anamnese (nur bei Relevanz)

- Nehmen Sie aktuell hormonelle Präparate (z. B. Pille, Hormontherapie)?
- Wie ist Ihr Zyklusverlauf? Dauer und Stärke der Periode?
- Wenn Geburten, wie viele Geburten?
- Befinden Sie sich bereits in der Prämenopause oder Menopause – wenn ja, seit wann? Gibt es Beschwerden (z. B. Hitzewallungen, Schlafstörungen, Stimmungsschwankungen, Konzentrationsprobleme)? Haben Sie den Eindruck, dass sich diese Beschwerden auf Ihren Arbeitsalltag auswirken?

2.1.5 Eigenanamnese

- Welche chronischen oder akuten Erkrankungen bestehen aktuell oder in der Vorgeschichte?
- Operationen oder Unfälle, die noch zu Einschränkungen führen?
- Liegt eine anerkannte Behinderung vor? (GdB, Merkzeichen)

2.1.6 Infektionsanamnese & Impfstatus

- Haben Sie relevante Infektionskrankheiten durchgemacht?
- Sichtung des Impfpasses – Dokumentation relevanter Impfungen (z. B. Tetanus, Hepatitis, Masern etc.)

2.1.7 Aktuelle Beschwerden/Vegetative Anamnese

- Bestehen bei Ihnen derzeit Beschwerden oder gesundheitliche Einschränkungen?
- Appetit, Durst, Schlafverhalten
- Miktion, Stuhlgang
- Konsumverhalten: Alkohol, Nikotin, Drogen (wenn ja, seit wann, wie oft und wie viel?)
- Einnahme von Medikamenten (regelmäßig oder situativ)?
- Treiben Sie regelmäßig Sport, wenn ja welchen, wie oft und seit wann?
- Allergien, Unverträglichkeiten

2.2 Körperliche Untersuchung (Basisbefunde)

Die körperliche Untersuchung erfolgt zielgerichtet, orientiert sich an der Fragestellung bzw. dem Vorsorgeanlass und ergänzt die Anamnese. Die folgenden Punkte bilden die Basisstruktur.

2.2.1 Allgemeiner Eindruck

- Allgemeinzustand: z. B. guter AZ, reduziert, blass, erschöpft
- Ernährungszustand: z. B. adipös, schlank, normalgewichtig

2.2.2 Somatometrie

- Körpergröße (in cm)
- Körpergewicht (in kg)
- Berechnung des Body Mass Index (BMI)

2.2.3 Haut und Schleimhäute

- Haut: trocken, intakt, auffällige Läsionen?
- Schleimhäute: feucht, blass, gerötet?

2.2.4 Kopfbereich

- Augen:
  - Brille/Kontaktlinsen (Ferne/Nähe/Bildschirmarbeitsplatzbrille)
  - Alter der Sehhilfe
  - Augenärztliche Kontrollen

- Ohren: Äußerlich unauffällig oder pathologisch/Otoskopie beidseits unauffällig oder pathologisch
- Nase, Mundhöhle, Rachen: unauffällig oder pathologisch
- Lymphknotenstatus: z. B. nicht vergrößert, schmerzlos, tastbar axillär/inguinal/zervikal

2.2.5 Brustkorb/Thorax

- Inspektion: Form, Bewegung
- Auskultation: Lungen- und Atemgeräusche, beidseits vesikulär, Rasselgeräusche?
- Herz: Herztöne rhythmisch, pathologische Nebengeräusche?

2.2.6 Abdomen

- Inspektion & Palpation: Bauchdecke weich oder hart (Abwehrspannung)
- Leber/Milz: tastbar, vergrößert?
- Bruchpforten: Leistenhernie (direkt/indirekt), Nabelhernie
- Nierenlager: Klopfschmerzen?

2.2.7 Bewegungsapparat/Halteapparat

- Rücken & Wirbelsäule: Haltung, Beweglichkeit, Schmerzen
- Extremitäten: Beweglichkeit, Achsstellung, Gelenkbefund
- Muskelkraft & -tonus: Seitenvergleich, Einschränkungen?

2.2.8 Gefäßsystem

- Pulse: regelmäßig, peripher tastbar (Radialis, Dorsalis pedis)
- Variköse Veränderungen: z. B. Varizen, Ödeme
- Durchblutung: Hautfarbe, Kapillarfüllung, Temperatur
- Carotiden (A. carotis communis beidseits) ohne Strömungsgeräusch

2.2.9 Nervensystem

- Orientierung: Zeit, Ort, Person
- Reflexstatus: z. B. Patellarsehnenreflex
- Koordination: Finger-Nase-Versuch, Gangbild, einschl. Seiltänzergang, Romberg-Versuch (Erklärung – siehe Zusatzmaterial 3), Unterberger-Versuch (Erklärung – siehe Zusatzmaterial 4)
- Symptome: Schwindel, Tinnitus, Sehstörungen, Krampfleiden, Synkope, Höhenangst, Tagesmüdigkeit (Epworth Sleepiness Scale – siehe Zusatzmaterial 5)

2.2.10 Psychischer Befund

- Allgemeiner Eindruck: kooperativ, ansprechbar
- Stimmungslage: unauffällig, ängstlich, gedrückt
- Auffälligkeiten: Denkverzögerung, Konzentrationsstörungen, Belastbarkeit

Hinweis zur Dokumentation: Die Befunde sollten je nach Relevanz stichpunktartig, systematisch und nachvollziehbar dokumentiert werden. Bei elektronischer Dokumentation empfiehlt sich die Nutzung strukturierter Auswahlfelder (z. B. »unauffällig/auffällig«, Freitext), ergänzt durch klinische Bewertung oder Empfehlungen zur weiteren Abklärung.

3 Rechtliche Grundlagen

In der arbeitsmedizinischen Praxis ist fundiertes Wissen über die rechtlichen Grundlagen keine juristische Pflichtübung, sondern Voraussetzung für eine wirksame und rechtssichere Beratung sowie Durchführung von Vorsorgeuntersuchungen. Dieses Kapitel konzentriert sich auf die wesentlichen Normen, die in der Arbeitsmedizin tätigen Fachpersonen Orientierung und Handlungssicherheit bieten, ohne juristische Überfrachtung. Über den QR-Code landen Sie direkt bei den jeweiligen Gesetzestexten.

3.1 Arbeitsschutzgesetz (ArbSchG)

Das ArbSchG bildet die zentrale gesetzliche Grundlage für den betrieblichen Gesundheitsschutz. Es verpflichtet Arbeitgebende, die Arbeit so zu gestalten, dass Gefährdungen für Leben und Gesundheit möglichst vermieden oder minimiert werden (§ 4 ArbSchG; https://www.gesetze-im-internet.de/arbschg/). Arbeitgebende sind zur Durchführung von Gefährdungsbeurteilungen (§ 5) und zu Unterweisungen (§ 12) verpflichtet. Für die Beschäftigten bedeutet dies einen grundlegenden Anspruch auf sichere und gesundheitsgerechte Arbeitsbedingungen.

3.2 Arbeitssicherheitsgesetz (ASiG)

Das ASiG regelt die institutionelle Einbindung arbeitsmedizinisch tätiger Ärztinnen und Ärzte sowie der Fachkräfte für Arbeitssicherheit in den betrieblichen Arbeitsschutz (§ 3 ASiG; https://www.gesetze-im-internet.de/asig/BJNR018850973.html). Es legt deren Aufgaben bei der Beurteilung von Arbeitsbedingungen, bei Betriebsbegehungen sowie bei der Organisation von Unterweisungen und Vorsorgen fest. Die Verantwortung für die Bestellung liegt bei den Arbeitgebenden, während die medizinische Fachverantwortung unabhängig bleibt.

3.3 Verordnung zur arbeitsmedizinischen Vorsorge (ArbMedVV)

Die ArbMedVV konkretisiert die Durchführung arbeitsmedizinischer Vorsorge. Sie unterscheidet zwischen Pflichtvorsorge, Angebotsvorsorge und Wunschvorsorge (§ 2 ArbMedVV; https://www.gesetze-im-internet.de/arbmedvv/) und legt unter anderem fest, wann diese zu veranlassen sind. Arbeitgebende sind zur Führung einer Vorsorgekartei verpflichtet (§ 3 Abs. 4), ebenso zur Mitteilungspflicht über Gefährdungen und zur Information der arbeitsmedizinisch tätigen Ärztinnen und Ärzte.

Für die Praxis ist besonders wichtig, dass die Mitteilung an die Arbeitgebenden ausschließlich in Form einer Teilnahmebescheinigung erfolgen darf (§ 6 Abs. 3). Die ärztliche Schweigepflicht und der Datenschutz werden durch § 7 verbindlich geregelt. Die ArbMedVV bildet damit die zentrale Grundlage für das ärztliche Handeln in der arbeitsmedizinischen Vorsorge und stärkt den Schutz der Beschäftigten.

3.4 Arbeitsstättenverordnung (ArbStättV)

Die ArbStättV legt Anforderungen an das Einrichten und Betreiben von Arbeitsplätzen fest. Dazu gehören Regelungen zur Belüftung, Beleuchtung, ergonomische Gestaltung, sozialen Einrichtungen sowie zu Bildschirmarbeitsplätzen und Fluchtwegen (§ 3 Absatz 1, 1–6 ArbStättV; https://www.gesetze-im-internet.de/arbst_ttv_2004/anhang.html). Für betriebsärztliche Fachpersonen ist die Verordnung insbesondere bei Betriebsbegehungen, bei der Bewertung ergonomischer Risiken und bei der Gestaltung gesundheitsförderlicher Arbeitsplätze relevant, um Belastungen der Beschäftigten vorzubeugen.

3.5 Sozialgesetzbuch VII (SGB VII)

Das Sozialgesetzbuch VII regelt die gesetzliche Unfallversicherung. Für betriebsärztliche Fachpersonen ist die Präventionspflicht der Unfallversicherungsträger besonders wichtig (§ 14 SGB VII; https://www.gesetze-im-internet.de/sgb_7/__14.html). Die Einbindung in betriebliche Präventionsmaßnahmen sowie die Zusammenarbeit mit Berufsgenossenschaften oder Unfallkassen basieren auf dieser Vorschrift. Zudem bildet das SGB VII die rechtliche Grundlage für die Erstellung und Umsetzung von Unfallverhütungsvorschriften.

4 Praktische Aufgaben im Alltag

In der Arbeitsmedizin tätige Ärztinnen und Ärzte nehmen im betrieblichen Kontext eine unabhängige, beratende Rolle ein. Sie sind *nicht* weisungsbefugt und wirken dennoch durch ihre fachliche Kompetenz und gesetzlich geregelte Stellung, beispielsweise gemäß Arbeitssicherheitsgesetz und ArbMedVV, maßgeblich am betrieblichen Gesundheitsschutz mit. Ihre Wirksamkeit entfaltet sich insbesondere durch kontinuierliche Präsenz, beratende Unterstützung und die Mitwirkung in relevanten Gremien und betrieblichen Prozessen.

Ein zentrales Tätigkeitsfeld ist die Mitgestaltung der Gefährdungsbeurteilung. In der Arbeitsmedizin tätige Ärztinnen und Ärzte bringen ihre medizinische Einschätzung zu physischen, psychischen, chemischen und biologischen Gefährdungen ein. Die Zusammenarbeit mit Fachkräften für Arbeitssicherheit, Führungspersonen oder der Personalabteilung ist hierbei essenziell. Auch bei der Planung und Durchführung arbeitsmedizinischer Vorsorgeuntersuchungen übernehmen sie eine koordinierende und beratende Funktion. Individuelle Themen wie Impfungen, Mutterschutz oder die Wiedereingliederung nach Erkrankung zählen ebenfalls zum Aufgabenspektrum.

Eine wichtige Plattform für arbeitsmedizinische Einflussnahme ist die Teilnahme an Sitzungen des Arbeitsschutzausschusses (ASA). In diesem Rahmen lassen sich medizinische Einschätzungen frühzeitig in Entscheidungsprozesse einbringen, beispielsweise zu ergonomischen Arbeitsplätzen, psychischen Belastungen oder besonderen Gefährdungssituationen. In der Arbeitsmedizin tätige Ärztinnen und Ärzte leisten durch ihre Impulse einen Beitrag zur Entwicklung nachhaltiger Präventionsstrategien.

Auch Betriebsbegehungen zählen zu den klassischen Domänen ärztlicher Einflussnahme. Gemeinsam mit Sicherheitsfachkräften oder anderen betrieblichen Akteurinnen und Akteuren können Risiken erkannt, Maßnahmen empfohlen und dokumentiert werden. Die anschließende Rückmeldung an die betriebliche Leitung oder den ASA stellt ein weiteres Instrument zur Vermittlung arbeitsmedizinischer Empfehlungen dar. Die Verantwortung für die Umsetzung verbleibt jedoch bei den Arbeitgebenden.

Ein bedeutsamer Moment für die Positionierung ist der Erstkontakt mit neuen Betrieben. Dabei werden betriebliche Strukturen erhoben, Empfehlungen zur Vorsorgeplanung gegeben und ein nachhaltiges Betreuungskonzept angeregt. Das erste Gespräch ist häufig richtungsweisend für die weitere Zusammenarbeit und bietet die Gelegenheit, gesundheitliche Belange frühzeitig in den Fokus zu rücken.

Die Kommunikation im betrieblichen Alltag ist eine zentrale Einflussachse. In vertrauensvollen Gesprächen mit Beschäftigten, Führungskräften und betrieblichen Funktionsträgern können arbeitsmedizinische Empfehlungen verständlich vermittelt werden. Besonders bei sensiblen Themen wie psychischer Belastung, gesundheitlicher Eignung oder chronischer Erkrankung sind Erfahrung, Fingerspitzengefühl und medizinische Argumentationsstärke gefragt.

Trotz dieser vielfältigen Mitwirkungsmöglichkeiten bestehen auch Grenzen. Die ärztliche Schweigepflicht und die fehlende Weisungsbefugnis können direkte Umsetzungsmöglichkeiten einschränken. Zugleich ist es gerade die fachlich unabhängige Beratung auf Augenhöhe, die den langfristigen Einfluss arbeitsmedizinischer Fachpersonen sichert. Dieser entsteht durch fachliche Kompetenz, personelle Kontinuität und persönliche Zuverlässigkeit.

4.1 Betriebsbegehungen strukturieren und dokumentieren

Betriebsbegehungen sind gemeinsame Rundgänge durch Arbeitsbereiche, an denen neben arbeitsmedizinisch tätigen Ärztinnen und Ärzte auch Fachkräfte für Arbeitssicherheit, Führungspersonen oder weitere verantwortliche Personen teilnehmen. Ziel ist die systematische Erfassung von Arbeitsbedingungen, potenziellen Unfall- und Gesundheitsgefahren sowie physischen und psychischen Belastungsfaktoren. Begehungen tragen zur kontinuierlichen Verbesserung des Arbeits- und Gesundheitsschutzes bei und ermöglichen eine praxisnahe Einordnung arbeitsmedizinischer Themen.

Während einer Begehung lassen sich sicherheitsrelevante Mängel, strukturelle Schwächen oder abweichende Abläufe vor Ort erkennen, die aus dem Büro heraus nicht nachvollzogen werden könnten. Die gewonnenen Erkenntnisse fließen in medizinische Beurteilungen ein, bilden eine Grundlage für Vorsorgeanlässe und liefern Impulse für ergonomische Verbesserungen.

Ein wichtiger Bestandteil der Begehung ist der direkte Kontakt mit Beschäftigten. In persönlichen Gesprächen vor Ort äußern viele ihre Beobachtungen, Sorgen oder Fragen offen, oft deutlich konkreter als in formalen Kontexten. Durch diese Präsenz entsteht Vertrauen, das die Akzeptanz arbeitsmedizinischer Empfehlungen nachhaltig fördert.

4.1.1 Vorbereitung (Checklisten und Unterlagen)

Eine sorgfältige Vorbereitung steigert die Effizienz der Begehung und den arbeitsmedizinischen Erkenntnisgewinn. Dazu zählen insbesondere die Beschaffung und Auswertung aktueller Unterlagen wie Lagepläne, Organigramme, ASA-Protokolle, Unfallstatistiken oder Vorsorgeübersichten. Checklisten helfen, den Rundgang systematisch zu gestalten. Sie sollten an betriebliche Besonderheiten angepasst werden und sowohl physikalische, chemische und biologische als auch ergonomische und psychische Belastungen erfassen (siehe Zusatzmaterial 6).

Bereits im Vorfeld sollte mit den zuständigen Ansprechpersonen (z.B. Fachkräfte für Arbeitssicherheit oder Schichtleitung) abgestimmt werden, ob es sich um eine routinemäßige, anlassbezogene oder zur Gefährdungsbeurteilung gehörende Begehung handelt. Eine kurze Rücksprache mit Sicherheitsfachkraft, Führungspersonen und gegebenenfalls der Personalvertretung fördert die Kooperationsbereitschaft, stärkt die Akzeptanz der arbeitsmedizinisch tätigen Ärztin oder des Arztes und ermöglicht einen geordneten Ablauf.

4.1.2 Begehung (Ablauf und Gesprächsführung)

Der Ablauf der Begehung orientiert sich idealerweise an einer zuvor festgelegten Route. Nach einer kurzen Einführung und Zielbeschreibung beginnt der Rundgang durch die relevanten Bereiche. Beobachtungen sollten gezielt dokumentiert und durch Gespräche mit Beschäftigten ergänzt werden.

Die Gesprächsführung erfolgt offen, zugewandt und lösungsorientiert. In der Arbeitsmedizin tätige Ärztinnen und Ärzte beobachten und beraten, sie kontrollieren nicht. Durch gezielte Fragen (etwa zu Herausforderungen oder Verbesserungswünschen) entstehen oft konkrete Hinweise auf mögliche Belastungen oder Fehlbelastungen. Auch nonverbale Hinweise wie Körperhaltung oder Arbeitsplatzorganisation geben wertvolle Informationen.

Im Rahmen der Begehung lassen sich vorhandene Schutzmaßnahmen unmittelbar einordnen. Dazu zählen beispielsweise persönliche Schutzausrüstung, ergonomische Einrichtungen oder technische Schutzmaßnahmen. Auch arbeitsorganisatorische Aspekte wie Pausengestaltung, Wegeführung oder Lautstärke können angesprochen und dokumentiert werden.

Die Häufigkeit von Begehungen ist nicht gesetzlich vorgeschrieben. In der Praxis hat sich ein jährlicher Rhythmus bewährt. Arbeitsplätze mit erhöhtem Risiko oder wiederholten Beschwerden sollten häufiger begangen werden, während stabile Arbeitsbereiche ohne aktuelle Auffälligkeiten in größeren Intervallen beurteilt werden können.

4.1.3 Nachbereitung und Dokumentation (Bericht und Follow-Up-Maßnahmen)

Im Anschluss an die Begehung erfolgt eine zielgerichtete Nachbereitung. Zentrale Beobachtungen, Hinweise aus Gesprächen sowie identifizierte Risiken werden in einem Begehungsprotokoll festgehalten. Ein sachlicher, lösungsorientierter Stil ist dabei ebenso wichtig wie eine klare Benennung positiver Aspekte.

Der Bericht dient sowohl der internen Dokumentation als auch der Information der ASA, der Unternehmensleitung und der Personalvertretung. Empfohlene Maßnahmen sollten mit Zuständigkeiten, Fristen und gegebenenfalls Prioritäten versehen werden. Die Nachverfolgung vereinbarter Maßnahmen ist Teil der kontinuierlichen arbeitsmedizinischen Betreuung und kann im Rahmen nachfolgender Begehungen oder ASA-Sitzungen erneut aufgegriffen werden.

4.2 Teilnahme an ASA-Sitzungen

4.2.1 Rolle der in der Arbeitsmedizin tätigen Ärztinnen und Ärzte

In der ASA-Sitzung bringen arbeitsmedizinisch tätige Ärztinnen und Ärzte gemäß § 11 Arbeitssicherheitsgesetz ihre Perspektive in gesundheitsrelevante Fragestellungen ein. Zu den typischen Themen zählen arbeitsbedingte Gesundheitsgefahren, arbeitsmedizinische Vorsorgen, psychische Belastungen sowie ergonomische Aspekte. Die ärztliche Rolle ist dabei nicht nur beratend, sondern auch vermittelnd zwischen den Interessen der Arbeitgebenden, ihren Fürsorgepflichten gegenüber den Beschäftigten und den Anforderungen gesetzlicher Regelwerke.

Durch ihre unabhängige Position und fachliche Kompetenz tragen in der Arbeitsmedizin tätige Ärztinnen und Ärzte dazu bei, gesundheitliche Themen frühzeitig in Entscheidungsprozesse einzubringen und strukturelle Prävention wirksam zu verankern. Die regelmäßige Teilnahme an ASA-Sitzungen stärkt die Sichtbarkeit der Arbeitsmedizin im betrieblichen Gefüge und fördert den interdisziplinären Austausch.

4.2.2 Vorbereitung (z. B. Themenvorschläge und rechtliche Grundlagen)

Eine gute inhaltliche Vorbereitung ist entscheidend für die Wirksamkeit im Gremium. Dazu gehören das Wissen um aktuelle Informationen zu Vorsorgeanlässen, neuen Gefährdungen oder geplanten Maßnahmen. Die Sichtung von relevanten Unterlagen wie Unfallmeldungen, Begehungsberichten oder Vorsorgestatistiken bildet die Grundlage für fundierte Beiträge.

Rechtsgrundlagen wie das Arbeitssicherheitsgesetz, die ArbMedVV sowie aktuelle DGUV-Empfehlungen geben Orientierung für die Bewertung von Themen und helfen, präventive Maßnahmen sachlich zu begründen. Auch spontane Rückfragen, z. B. zu Impfkampagnen oder besonderen Eignungsfragen, lassen sich auf dieser Basis kompetent beantworten.

Zudem können eigene Themenvorschläge sinnvoll und strategisch eingebracht werden, etwa zur Planung betrieblicher Gesundheitstage, zur Einführung neuer persönlicher Schutzausrüstung (PSA) oder zur Evaluation psychischer Belastungen. Dies fördert nicht nur die Relevanz arbeitsmedizinischer Expertise, sondern auch das Vertrauen der übrigen Gremienmitglieder.

4.2.3 Protokollierung & Follow-Up

Empfehlungen und Hinweise aus arbeitsmedizinischer Sicht sollten im Protokoll der ASA-Sitzung systematisch festgehalten werden. Dies sichert die Nachvollziehbarkeit und ermöglicht die gezielte Verfolgung vereinbarter Maßnahmen. Dabei ist es hilfreich, konkrete Zuständigkeiten, Fristen und Kontrolltermine zu benennen.

Auch außerhalb des ASA kann eine Rückmeldung an Führungskräfte oder Interessenvertretungen sinnvoll sein, etwa über den Stand laufender Gesundheitsprojekte, geplante Untersuchungen oder neue Erkenntnisse aus der Praxis. Eine transparente Kommunikation stärkt das Vertrauen in die Arbeitsmedizin und trägt zur nachhaltigen Umsetzung gesundheitsförderlicher Maßnahmen bei.

4.3 Teilnahme an Gesprächen zum Betrieblichen Eingliederungsmanagement (BEM)

4.3.1 Rolle der in der Arbeitsmedizin tätigen Ärztinnen und Ärzte im BEM

Das BEM ist gemäß *§ 167 Absatz 2 SGB IX* ein gesetzlich vorgesehenes Verfahren zur Sicherung der Teilhabe am Arbeitsleben. Es richtet sich an alle Beschäftigten, die innerhalb eines Jahres länger als sechs Wochen ununterbrochen oder wiederholt arbeitsunfähig sind. Ziel ist es, eine erneute Arbeitsunfähigkeit zu vermeiden, die Beschäftigungsfähigkeit zu erhalten und eine dauerhafte Wiedereingliederung zu ermöglichen.

Die Beteiligung der in der Arbeitsmedizin tätigen Ärztinnen und Ärzte ist nicht verpflichtend. Die Fachkunde bietet jedoch eine arbeitsmedizinische Perspektive, die gesundheitliche Aspekte mit den konkreten Anforderungen des Arbeitsplatzes in Verbindung bringt. Sie oder er kann die aktuelle gesundheitliche Belastbarkeit der betroffenen Person einschätzen, individuelle Risiken benennen und Vorschläge zur Unterstützung der Rückkehr in den Arbeitsprozess einbringen. Die Entscheidung darüber, welche Personen an einem BEM-Gespräch teilnehmen, obliegt ausschließlich der betroffenen beschäftigten Person.

Zu den ärztlichen Aufgaben im Rahmen des BEM gehören insbesondere:

- Arbeitsplatzbezogene medizinische Einschätzung der aktuellen Belastbarkeit
- Beratung zur stufenweisen Wiedereingliederung oder zu alternativen Einsatzmöglichkeiten
- Einschätzung zu Schutzmaßnahmen, technischen Hilfen oder Umgestaltungen
- Empfehlung zu weiteren Maßnahmen wie medizinischer Rehabilitation

- Vermittlung zwischen der beschäftigten Person und betrieblichen Akteurinnen und Akteuren

Die arbeitsmedizinische Stellungnahme erfolgt ausschließlich mit schriftlicher Einwilligung der betroffenen beschäftigten Person. Diagnosen sind nicht Bestandteil des Verfahrens. Die Einschätzung beschränkt sich auf die Frage, ob und unter welchen Bedingungen eine bestimmte Tätigkeit wieder aufgenommen werden kann oder ob Einschränkungen bestehen. Der Datenschutz und die ärztliche Schweigepflicht sind in jedem Fall zu wahren.

Die arbeitsmedizinische Funktion im BEM nimmt eine Brückenposition ein. Sie unterstützt in beratender Funktion sowohl die oder den betroffenen Beschäftigten in der individuellen Situation als auch das Unternehmen bei der Umsetzung gesetzlicher Vorgaben und betrieblicher Fürsorgepflicht.

4.3.2 Typischer Ablauf

Ein BEM-Verfahren beginnt mit der Feststellung, dass eine beschäftigte Person innerhalb von zwölf Monaten länger als sechs Wochen arbeitsunfähig war. In diesem Fall ist das Unternehmen verpflichtet, ein BEM anzubieten. Voraussetzung für den Beginn des Verfahrens ist die schriftliche Einwilligung der betroffenen beschäftigten Person zur Teilnahme.

Anschließend wird ein BEM-Team gebildet, das neben Vertretungen aus der Personalabteilung (BEM-Beauftragte), der Schwerbehindertenvertretung oder dem Betriebsrat auch die in der Arbeitsmedizin tätige Ärztin oder den Arzt einbeziehen kann. In der Praxis hat sich gezeigt, dass ein strukturiertes Vorgehen im BEM die erfolgreiche Wiedereingliederung fördert, indem es die Akzeptanz und Kooperationsbereitschaft der betroffenen Person erhöht.

Der typische Ablauf gliedert sich in folgende Phasen:

1. *Einladung und Information:* Die betroffene beschäftigte Person wird über Ziel, Ablauf und Beteiligte des BEM informiert. Es erfolgt eine schriftliche Einladung mit Einwilligungsformular.
2. *Klärung der Situation:* In einem ersten Gespräch wird die gesundheitliche Situation der betroffenen Person besprochen. Dabei steht die Frage im Vordergrund, ob und inwieweit gesundheitliche Einschränkungen die berufliche Tätigkeit beeinflussen.
3. *Analyse des Arbeitsplatzes:* In Abstimmung mit der betroffenen Person kann eine arbeitsmedizinische Beurteilung erfolgen. Diese umfasst die Analyse der Arbeitsaufgaben, Belastungsfaktoren und eventueller Anpassungsmöglichkeiten.
4. *Festlegung von Maßnahmen:* In enger Abstimmung zwischen der betroffenen Person, dem BEM-Team und der in der Arbeitsmedizin tätigen Ärztin oder Arzt werden geeignete Maßnahmen zur Wiedereingliederung entwickelt. Dies kann eine stufenweise Rückkehr an den Arbeitsplatz, technische Hilfsmittel (z. B. PSA, Arbeitsplatzbrille, höhenverstellbarer Tisch), eine Versetzung oder die

Beantragung von Rehabilitationsleistungen (z. B. Hamburger Modell) beinhalten.
5. *Durchführung und Nachverfolgung:* Die beschlossenen Maßnahmen werden umgesetzt, der Verlauf des BEM-Verfahrens regelmäßig überprüft und bei Bedarf angepasst. Eine Dokumentation erfolgt unter Beachtung datenschutzrechtlicher Vorgaben.

Die Beteiligung der in der Arbeitsmedizin tätigen Ärztinnen und Ärzte kann in den verschiedenen Phasen erfolgen, insbesondere zur Einschätzung der aktuellen gesundheitlichen Belastbarkeit, zur Begleitung während der Wiedereingliederung und zur Abstimmung geeigneter Schutzmaßnahmen.

4.3.3 Fallstricke und Tipps zur Gesprächsführung

Das BEM-Gespräch ist häufig mit Unsicherheiten oder Vorbehalten verbunden, sowohl auf Seiten der betroffenen Person als auch bei den Beteiligten im Unternehmen. Eine sensible und gut vorbereitete Gesprächsführung ist entscheidend für den Erfolg des Verfahrens.

Typische Fallstricke in der Praxis:

- *Unzureichende Vorbereitung:* Fehlende Informationen zu Krankheitsverlauf, Arbeitsplatz oder bisherigen Maßnahmen erschweren ein zielgerichtetes Gespräch. Eine vorab abgestimmte interne Informationsweitergabe mit Einwilligung der betroffenen Person ist hilfreich.
- *Vertrauensdefizite:* Wenn das Gespräch als Kontrolle oder arbeitsrechtliche Maßnahme empfunden wird, ist eine offene Kommunikation kaum möglich. Es sollte klar betont werden, dass das BEM dem Erhalt des Arbeitsplatzes dient und freiwillig ist.
- *Unklare Zielsetzung:* Ohne konkrete Zieldefinition (z. B. Rückkehr in bestimmten Arbeitsbereich, stufenweise Wiedereingliederung, Arbeitsplatzanpassung) verliert das Verfahren an Struktur.
- *Fehlende Einbindung relevanter Fachstellen:* In der Arbeitsmedizin tätige Ärztinnen und Ärzte, Schwerbehindertenvertretung oder externe Reha-Träger sollten bedarfsgerecht einbezogen werden. Eine arbeitsmedizinische Einschätzung kann wesentlich zur objektiven Bewertung beitragen.
- *Ungünstige Gesprächsatmosphäre:* Zeitdruck, unpassender Gesprächsort oder unklare Rollenverteilung wirken sich negativ auf Verlauf und Ergebnis aus. Eine ruhige, geschützte Gesprächssituation sollte gewährleistet sein.

Tipps für eine gelungene Gesprächsführung:

- *Transparenz schaffen:* Zu Beginn das Ziel, Ablauf und Beteiligte vorstellen. Datenschutz und Schweigepflicht erläutern.

- *Aktives Zuhören praktizieren:* Das Anliegen der betroffenen Person steht im Mittelpunkt. Raum für die individuelle Sichtweise geben.
- *Klare Fragen stellen:* Zum Beispiel: »Was belastet Sie aktuell am meisten bei der Arbeit?« oder »Was würde Ihnen den Wiedereinstieg erleichtern?«
- *Lösungsorientierung fördern:* Kleine, umsetzbare Schritte planen.
- *Verbindlichkeit sichern:* Ergebnisse des Gesprächs dokumentieren und konkrete nächste Schritte festlegen. Nachgespräche terminieren.

Die Empfehlungen im *Kompendium Arbeitsmedizin* (Busch, 2021, S. 150 ff.) heben hervor, dass die arbeitsmedizinische Rolle insbesondere in der *objektiven Einschätzung der Belastbarkeit*, der *Entwicklung tragfähiger Rückkehrkonzepte* und der *Begleitung bei der Umsetzung* liegt. Eine enge Zusammenarbeit mit Personalverantwortlichen und anderen Beteiligten ist dabei wesentlich.

4.3.4 Praxisbeispiel: BEM-Gespräch nach längerer psychischer Erkrankung

Ausgangslage:

Eine beschäftigte Person in der Verwaltung ist seit vier Monaten aufgrund einer rezidivierenden depressiven Episode arbeitsunfähig. Das Unternehmen lädt fristgerecht zum BEM-Gespräch ein.

Vorbereitung:

Das BEM-Team besteht aus dem BEM-Beauftragen, der in der Arbeitsmedizin tätigen Ärztin und auf Wunsch der beschäftigten Person einer Person aus der Schwerbehindertenvertretung. Die beschäftigte Person bringt aktuelle medizinische Unterlagen und eine Arbeitsunfähigkeitsbescheinigung mit.

Gesprächsverlauf:

Das Gespräch verläuft vertrauensvoll. Die beschäftigte Person äußert, dass sie sich wieder arbeitsfähig fühlt, aber eine schrittweise Wiedereingliederung wünscht. Die bisherigen Arbeitsbedingungen (Großraumbüro, hohe Reizbelastung) hatten zur Überforderung beigetragen.

Vereinbarte Maßnahmen:

- Stufenweise Wiedereingliederung über sechs Wochen in Abstimmung mit der Hausärztin
- Umzug an einen ruhiger gelegenen Arbeitsplatz
- Temporäre Reduktion von Kundenkontakten
- Psychosoziale Begleitung über den Arbeitsmedizinischen Dienst
- Evaluation des Wiedereinstiegs nach sechs Wochen durch das BEM-Team

Ergebnis:
Die beschäftigte Person kann nach acht Wochen ihre Tätigkeit wieder vollständig aufnehmen. Das BEM wird als abgeschlossen dokumentiert.

4.4 Planung und Organisation von Vorsorgeuntersuchungen

4.4.1 Übersicht Pflicht-, Angebots- und Wunschvorsorge (mit Tabelle)

Die arbeitsmedizinische Vorsorge dient der frühzeitigen Erkennung arbeitsbedingter Gesundheitsgefährdungen. Die ArbMedVV unterscheidet dabei drei Vorsorgearten: *Pflichtvorsorge*, *Angebotsvorsorge* und *Wunschvorsorge* (▶ Tab. 4.1). Diese lassen sich hinsichtlich rechtlicher Grundlage, Auslöser und Zielsetzung differenzieren.

Tab. 4.1: Übersicht Pflicht-, Angebot-, Wunschvorsorge (Quelle: ArbMedVV 2019, S. 18)

Vorsorgeart	Rechtliche Grundlage	Auslöser	Zielsetzung
Pflichtvorsorge	§ 4 Abs. 1 ArbMedVV	Tätigkeiten mit besonders gefährdenden Einwirkungen	Voraussetzung für Tätigkeitsaufnahme
Angebotsvorsorge	§ 5 ArbMedVV	Tätigkeiten mit möglichen, aber nicht zwingenden Gefährdungen	Freiwilliges, empfohlenes Angebot
Wunschvorsorge	§ 6 ArbMedVV	Auf Wunsch der/des Beschäftigten, soweit sinnvoll	Wahrnehmung individueller gesundheitlicher Belange

Warum sind Eignungsuntersuchungen nicht Teil der Vorsorge nach ArbMedVV?

- Die ArbMedVV regelt ausschließlich präventive Vorsorgeuntersuchungen. Diese dienen der *Früherkennung arbeitsbedingter Erkrankungen* und erfolgen *ohne Bewertung der individuellen Eignung.*
- Eignungsuntersuchungen hingegen prüfen, ob eine Person gesundheitlich in der Lage ist, eine bestimmte Tätigkeit auszuüben. Sie betreffen zum Beispiel

das Tragen von Atemschutzgeräten oder Tätigkeiten mit besonderen Anforderungen an Konzentration und Reaktionsfähigkeit.
- Eine generelle Pflicht zur Eignungsuntersuchung besteht nicht. Sie darf nur erfolgen, wenn *eine eindeutige Rechtsvorschrift* oder *eine dokumentierte, nicht anders abwendbare Gefährdung* dies erfordert.
- Der Unterschied liegt auch im Ablauf und im möglichen Ausgang: Bei Vorsorgeuntersuchungen nach ArbMedVV besteht bei Pflichtvorsorgen eine Teilnahmepflicht, die Untersuchungsinhalte (z.B. Sehtest, Hörtest) können jedoch abgelehnt werden. Zudem erfolgt keine Mitteilung des medizinischen Ergebnisses an den Arbeitgebenden, sondern lediglich eine Vorsorgebescheinigung über Anlass und Zeitpunkt. Bei Eignungsuntersuchungen hingegen müssen die erforderlichen Untersuchungsinhalte durchgeführt werden, um abschließend eine Eignung oder Nichteignung aussprechen zu können, die dem Arbeitgebenden im Anschluss durch die oder den Beschäftigten mitgeteilt werden muss. Je nach Ergebnis können sich daraus unmittelbare arbeitsrechtliche Konsequenzen ergeben.

4.4.2 Zeitplanung im Betrieb

Die Planung arbeitsmedizinischer Vorsorgen sollte sich an betrieblichen Abläufen orientieren. Insbesondere Schichtsysteme, Urlaubsphasen und Produktionszyklen sind bei der Terminfindung zu berücksichtigen. Empfehlenswert ist die Erstellung eines jährlichen Vorsorgeplans, gegliedert nach Abteilungen oder Gefährdungsgruppen. Digitale Tools oder Kalendersysteme können beim Fristenmanagement unterstützen und automatisiert Erinnerungen setzen.

Arbeitgebende sind für das Führen der Vorsorgekartei verantwortlich. Diese muss alle erforderlichen Angaben zur Durchführung und Dokumentation enthalten. Frühzeitig sollte geklärt werden, ob die Vorsorgen im Betrieb oder in der Praxis stattfinden. Hierbei spielen Faktoren wie Aufwand, Anzahl der zu untersuchenden Personen und Art der beruflichen Tätigkeit eine Rolle.

Bei Untersuchungen im Betrieb trägt eine koordinierte Zeitplanung dazu bei, Ausfallzeiten der Beschäftigten zu minimieren. Eine gute Vorbereitung umfasst auch die Bereitstellung relevanter Unterlagen wie Anamnesebögen, Einverständniserklärungen oder Impfausweisen.

4.4.3 Kommunikation mit Mitarbeitenden und Führungskräften

Eine transparente, wertschätzende Kommunikation ist grundlegend für eine hohe Teilnahmebereitschaft an der arbeitsmedizinischen Vorsorge. Beschäftigte sollten über Zielsetzung, Ablauf und Datenschutz informiert werden. Ziel ist es, Vertrauen zu schaffen und die gesundheitliche Selbstverantwortung zu stärken.

Auch Führungskräfte benötigen klare Informationen über ihre Rolle: Sie wirken aktiv bei der Umsetzung von Pflicht- und Angebotsvorsorgen mit, indem sie Beschäftigte informieren, die Organisation unterstützen und gegebenenfalls terminliche Freiräume ermöglichen.

4.5 Erstkontakt und Betreuung neuer Kundenbetriebe

4.5.1 Kennenlerngespräch strukturieren (Anamnese der Arbeitsbedingungen)

Der Erstkontakt dient dem gegenseitigen Kennenlernen und dem Erfassen der betrieblichen Rahmenbedingungen. In einem geordneten Gespräch mit der Geschäftsführung, der zuständigen Fachkraft für Arbeitssicherheit oder einer anderen Ansprechperson sollte eine systematische Erhebung erfolgen. Dabei werden Informationen zu Tätigkeitsarten, Arbeitsbedingungen, bekannten Gefährdungen sowie vorhandenen Schutzmaßnahmen gesammelt.

Hilfreich ist die Nutzung einer Checkliste, wie sie auch im Rahmen der arbeitsmedizinischen Erstbeurteilung Anwendung findet. Eine entsprechende Vorlage befindet sich im Zusatzmaterial 7 dieses Buches.

4.5.2 Gefährdungsbeurteilung

Die Gefährdungsbeurteilung bildet die zentrale Informationsgrundlage für die arbeitsmedizinische Betreuung. Sie enthält Angaben zur Betriebsstruktur, zu Standorten, zur Anzahl und Zusammensetzung der Belegschaft, zu relevanten Tätigkeitsbereichen, zu Ansprechpersonen sowie zu bestehenden Vorsorgeanlässen.

Die Durchführung erfolgt stufenweise. Grundlage ist die Sichtung vorhandener Gefährdungsbeurteilungen. Ergänzend empfiehlt sich eine arbeitsmedizinische Begehung, um ein realistisches Bild der Arbeitsverhältnisse vor Ort zu erhalten. Die Berufsgenossenschaft für Gesundheitsdienst und Wohlfahrtspflege (BGW) empfiehlt hierfür ein strukturiertes Vorgehen in sieben Schritten:

1. *Tätigkeiten erfassen:* Arbeitsbereiche und Aufgaben systematisch auflisten.
2. *Gefährdungen ermitteln:* Physikalische, chemische, biologische, ergonomische und psychische Belastungen identifizieren.
3. *Risiken beurteilen:* Das Ausmaß der Gefährdung sowie Eintrittswahrscheinlichkeit und mögliche Folgen bewerten.
4. *Schutzmaßnahmen festlegen:* Technische, organisatorische und personenbezogene Maßnahmen bestimmen.
5. *Maßnahmen umsetzen:* Festgelegte Schutzmaßnahmen praxisgerecht einführen.
6. *Wirksamkeit überprüfen:* Regelmäßig kontrollieren, ob die Maßnahmen den gewünschten Schutz bieten.

7. *Dokumentieren und fortschreiben:* Ergebnisse und Maßnahmen schriftlich festhalten und bei Änderungen im Betrieb oder neuen Erkenntnissen anpassen.

Dieses Vorgehen stellt sicher, dass Gefährdungen umfassend erfasst, bewertet und wirksam reduziert werden.

4.5.3 Erste Maßnahmenplanung

Auf Basis der erhobenen Informationen lässt sich eine erste Maßnahmenplanung ableiten. Dazu gehören unter anderem die Empfehlung zur Einrichtung und Pflege einer Vorsorgekartei, die Durchführung arbeitsmedizinischer Unterweisungen, die Organisation betrieblicher Begehungen sowie die zielorientierte Einbindung der arbeitsmedizinischen Betreuung in der ASA.

Das Anlegen und Führen der Vorsorgekartei ist nach § 3 Absatz 4 ArbMedVV ausdrücklich Aufgabe der Arbeitgebenden. Sie müssen darin dokumentieren, dass, wann und aus welchem Anlass arbeitsmedizinische Vorsorgen stattgefunden haben. Die Kartei kann in digitaler oder analoger Form geführt werden und ist bis zur Beendigung des Beschäftigungsverhältnisses aufzubewahren. Bei Ausscheiden einer beschäftigten Person ist ihr auf Wunsch eine Kopie auszuhändigen.

4.6 Melden von Berufskrankheiten

4.6.1 Gesetzesgrundlagen

Die rechtliche Grundlage für die Meldung einer Berufskrankheit ist § 9 SGB VII. Darin ist festgelegt, dass die Unfallversicherungsträger verpflichtet sind, Erkrankungen zu prüfen, bei denen der Verdacht auf eine Berufskrankheit besteht. Zuständig sind die jeweils verantwortliche Berufsgenossenschaft oder Unfallkasse. Voraussetzung für die Einleitung des Prüfverfahrens ist, dass die Erkrankung von einer anzeigeberechtigten Person (▶ Kap. 4.6.2.) an den Unfallversicherungsträger gemeldet wird.

Die Berufskrankheiten sind in der Berufskrankheiten-Verordnung (BKV) abschließend aufgeführt. Diese BK-Liste enthält derzeit mehr als 80 anerkannte Erkrankungen, darunter Erkrankungen durch physikalische, chemische oder biologische Einwirkungen sowie Haut- und Atemwegserkrankungen oder Krebsleiden mit beruflicher Ursache.

Eine Erkrankung, die nicht auf der BK-Liste steht, kann nach § 9 Abs. 2 SGB VII ebenfalls als Berufskrankheit anerkannt werden, wenn »neue Erkenntnisse der medizinischen Wissenschaft« vorliegen. In diesen Fällen prüft der Unfallversicherungsträger die Voraussetzungen zur Aufnahme in das Berufskrankheitenverfahren besonders gründlich.

4.6.2 Wer ist zur Meldung verpflichtet oder berechtigt?

Die Meldung einer möglichen Berufskrankheit kann von verschiedenen Personen und Institutionen erfolgen. Die gesetzliche Grundlage hierfür bildet § 9 Abs. 1 SGB VII.

Zur Meldung verpflichtet oder berechtigt sind:

- *Behandelnde Ärztinnen und Ärzte:*
  Bei begründetem Verdacht auf eine Berufskrankheit besteht eine gesetzliche Anzeigepflicht. Die Anzeige muss unverzüglich erfolgen. Eine Einwilligung der betroffenen Person ist nicht erforderlich.
- *Betriebe (Arbeitgebende):*
  Unternehmen sind verpflichtet, eine Anzeige zu erstatten, wenn ihnen Tatsachen bekannt werden, die auf eine mögliche Berufskrankheit hinweisen.
- *Krankenkassen:*
  Auch Krankenkassen können eine Anzeige veranlassen, wenn entsprechende Hinweise vorliegen.
- *In der Arbeitsmedizin tätigen Ärztinnen und Ärzte:*
  Diese sind ebenso anzeigepflichtig wie behandelnde Ärztinnen und Ärzte, wenn sie im Rahmen ihrer Tätigkeit auf einen begründeten Verdacht stoßen.
- *Betroffene Personen selbst oder Angehörige:*
  Eine freiwillige Anzeige durch die versicherte Person oder durch Angehörige ist möglich und löst ebenfalls eine Überprüfung durch den Unfallversicherungsträger aus.

4.6.3 Ablauf der BK-Meldung (inkl. Zusatzmaterial mit Musterformular)

Liegt ein begründeter Verdacht auf das Vorliegen einer Berufskrankheit vor, erfolgt die Meldung mittels des standardisierten Formulars. Das Originalformular zur Anzeige einer Berufskrankheit (Formular F6000) ist als PDF unter www.dguv.de abrufbar und im Zusatzmaterial 8 zu finden. Das vollständig ausgefüllte Formular bildet die Grundlage für das Einleiten eines Prüfverfahrens durch den zuständigen Unfallversicherungsträger.

Formular F6000

Das Formular F6000 – »Anzeige einer Berufskrankheit« besteht aus mehreren Abschnitten:

- Personendaten der versicherten Person
- Angaben zum Betrieb

- Detaillierte Beschreibung der Erkrankung inkl. Diagnose(n) mit ICD-11-GM-Kodierung
- Beschreibung der gefährdenden Tätigkeit und Exposition (Art, Dauer, Intensität)
- Zuordnung zur entsprechenden BK-Nummer laut BK-Liste (Anlage 1 in der BKV)

Hinweis

Eine Ausfüllhilfe zur Anzeige steht im Zusatzmaterial 8 zur Verfügung. Dort finden Sie Begriffsdefinitionen und Erläuterungen zu einzelnen Feldern.

Zuständigkeit und Versand

Die Anzeige ist an den zuständigen Träger der gesetzlichen Unfallversicherung (z. B. Berufsgenossenschaft oder Unfallkasse) zu senden. Eine Kopie der Anzeige kann zusätzlich an die zuständige ärztliche Stelle oder an den arbeitsmedizinischen Dienst übermittelt werden, sofern dies datenschutzrechtlich zulässig ist.

Die aktuelle BK-Liste ist abrufbar unter diesem Link:

https://www.gesetze-im-internet.de/bkv/anlage_1.html.

4.6.4 Was passiert nach der Meldung?

Nach Eingang der BK-Anzeige bei der zuständigen Berufsgenossenschaft oder Unfallkasse prüft diese zunächst formale Vollständigkeit und Plausibilität. Anschließend beginnt das sogenannte BK-Feststellungsverfahren.

Prüfung und Einleitung des Verfahrens

Die gesetzliche Unfallversicherung veranlasst:

- Die Anforderung medizinischer Unterlagen und Berichte (z. B. Facharztbefunde, Krankenhausberichte, Röntgenaufnahmen)
- Eine Arbeitsplatzbeschreibung bzw. eine Stellungnahme des Betriebs insbesondere zur Expositionsdauer und Art der Tätigkeit
- Gegebenenfalls eine arbeitsmedizinische Einschätzung

Begutachtung und Stellungnahme

Sofern notwendig, wird eine medizinische Begutachtung durch einen Gutachter oder eine Gutachterin mit besonderer arbeitsmedizinischer oder fachärztlicher

Expertise veranlasst. Diese erfolgt unter Berücksichtigung der ICD-11-Diagnose und der in der BK-Liste aufgeführten Kriterien.

Entscheidung über Anerkennung

Nach Abschluss der Prüfung entscheidet der Unfallversicherungsträger über die Anerkennung als Berufskrankheit. Dabei sind drei Ergebnisse möglich:

- *Anerkennung der BK:* mit Einleitung weiterer Leistungen nach dem SGB VII (z. B. Heilbehandlung, Rente)
- *Ablehnung:* wenn die Voraussetzungen nicht erfüllt sind (z. B. fehlende Kausalität)
- *Ruhendstellung:* etwa bei noch nicht gesicherter Diagnose oder ungeklärter Exposition

Information der versicherten Person

Die versicherte Person wird schriftlich über den Ausgang des Verfahrens informiert. Bei Anerkennung erhält sie zusätzlich Informationen zu weiteren Schritten, etwa zur Einleitung eines Reha-Managements oder zur Rentenprüfung.

Rolle der in der Arbeitsmedizin tätigen Ärztin oder Arzt

Die in der Arbeitsmedizin tätige Ärztin oder Arzt kann nach Einwilligung der versicherten Person weiterhin in den Prozess eingebunden bleiben. Eine Verpflichtung zur fortgesetzten Begleitung besteht jedoch nicht. Aus arbeitsmedizinischer Sicht können Empfehlungen ausgesprochen werden, gesundheitsschonende Maßnahmen zu ergreifen (z. B. Arbeitsplatzanpassung oder Umsetzung), sofern diese medizinisch sinnvoll und organisatorisch umsetzbar sind.

5 Untersuchungsbereiche der Arbeitsmedizin

5.1 Erläuterung DGUV und ArbMedVV

Arbeitsmedizinische Untersuchungen basieren auf gesetzlichen und berufsgenossenschaftlichen Vorgaben, die sowohl die Inhalte als auch die Indikationsstellung strukturieren. Die beiden zentralen Regelwerke sind die Verordnung zur arbeitsmedizinischen Vorsorge (ArbMedVV) sowie die Empfehlungen der Deutschen Gesetzlichen Unfallversicherung (DGUV, Stand 2024).

5.1.1 Rechtsgrundlage: ArbMedVV

Die ArbMedVV konkretisiert, bei welchen Tätigkeiten eine arbeitsmedizinische Vorsorge durchzuführen ist und unterscheidet zwischen den folgenden Punkten:

- Pflichtvorsorge (§ 4 ArbMedVV): Voraussetzung für bestimmte gefährdende Tätigkeiten. Ohne Teilnahme ist die Tätigkeit nicht zulässig.
- Angebotsvorsorge (§ 5 ArbMedVV): Muss vom Arbeitgebenden bei bestimmten Tätigkeiten angeboten werden. Die Inanspruchnahme ist freiwillig.
- Wunschvorsorge (§ 6 ArbMedVV): Kann von Beschäftigten aus eigenem Anlass verlangt werden, wenn sie einen beruflichen Zusammenhang vermuten.

Die ArbMedVV benennt keine konkreten medizinischen Inhalte. Diese werden durch Empfehlungen konkretisiert, u. a. durch die DGUV.

5.1.2 Konkretisierung durch: DGUV-Empfehlungen

Die DGUV-Empfehlungen für arbeitsmedizinische Beratungen und Untersuchungen (2024) geben als konsentiertes Fachpapier detaillierte Hinweise zu einzelnen Vorsorgeanlässen. Sie enthalten:

- die Indikationsstellung für die jeweiligen Untersuchungen
- Hinweise zur Anamnese, körperlichen Untersuchung, ggf. apparativen Diagnostik
- Empfehlungen zur Beratung, Dokumentation und ärztlichen Beurteilung

Diese Empfehlungen beruhen auf dem aktuellen Stand der arbeitsmedizinischen Wissenschaft und wurden im Konsens mit dem Ausschuss für Arbeitsmedizin (AfAMed) und den Trägern der gesetzlichen Unfallversicherung erstellt.

5.1.3 Aufbau des Kapitels

Die folgenden Unterkapitel orientieren sich systematisch an den in der DGUV-Empfehlung 2024 dargestellten Gefährdungsbereichen. Für jeden Abschnitt werden dargestellt:

- Rechtliche Grundlagen
- Indikationsstellung und Ziel der Untersuchung
- Gesundheitliche Belastungen
- Strukturierte Anamnese und körperliche Untersuchung
- Ggf. apparative und labormedizinische Zusatzdiagnostik
- Bewertung der Untersuchungsergebnisse
- Empfehlungen für Dokumentation und Beratung

Ziel ist eine praxisnahe Übersicht für in der Arbeitsmedizin tätige Ärztinnen und Ärzte, die sich an den aktuellen Empfehlungen orientiert und konkrete Hinweise zur Umsetzung im ärztlichen Alltag gibt.

5.2 Tätigkeiten an Bildschirmgeräten

5.2.1 Rechtliche Grundlagen

Die arbeitsmedizinische Vorsorge bei Bildschirmarbeit basiert auf folgenden Regelwerken:

- ArbMedVV (Verordnung zur arbeitsmedizinischen Vorsorge), insbesondere Anhang Teil 4 (2) 1 (»Tätigkeiten an Bildschirmgeräten«)
- Arbeitsstättenverordnung (ArbStättV) mit der ASR A1.2 »Bildschirmarbeitsplätze«
- AMR 2.1, AMR 6.3 und AMR 14.3 – Empfehlungen des Ausschusses für Arbeitsmedizin (AfAMed)

Die Arbeitsmedizinischen Regeln (AMR) geben den Stand der Arbeitsmedizin und sonstige gesicherte arbeitsmedizinische Erkenntnisse wieder.

- DGUV-Empfehlungen für Arbeitsmedizinische Beratungen und Untersuchungen 2024, Abschnitt »Tätigkeiten an Bildschirmgeräten« S. 1014 ff.

Gemäß ArbMedVV besteht ein Angebotsvorsorgeanspruch bei Tätigkeiten an Bildschirmgeräten, insbesondere bei Arbeiten an Bildschirmgeräten, die regelmäßig und über längere Zeit durchgeführt werden. Der Arbeitgeber muss die Vorsorge ermöglichen, die Inanspruchnahme bleibt freiwillig (§ 5 Abs. 1 ArbMedVV). Eine Pflichtvorsorge ist nicht vorgesehen. Beinhaltet sind Tätigkeiten am Bildschirm verschiedenster Größen und Formen auch mit berührungsempfindlichen Bildschirmen (z. B. Tablet, Smartphone, Handheld-Scanner, Virtual-Reality-Brillen usw.). Bei Tätigkeiten an Bildschirmgeräten besteht gemäß ArbMedVV ein Anspruch auf Angebotsvorsorge. Die Fristen für deren Durchführung werden in ▶ Kap. 6.3 erläutert. Eine Angebotsvorsorge kann auch anlassbezogen erfolgen, z. B. bei Beschwerden, einem Arbeitsplatzwechsel oder auf Wunsch der beschäftigten Person.

5.2.2 Indikationsstellung

Die Indikationsstellung erfolgt auf Basis der Gefährdungsbeurteilung:

- Regelmäßige Tätigkeit am Bildschirmgerät (i. d. R. > 2 h/Tag)
- Hinweise auf Sehbeschwerden, Kopfschmerzen, trockene Augen oder muskuläre Verspannungen
- Wunsch der Beschäftigten nach Vorsorge
- Arbeitsplatzwechsel oder Rückkehr nach langer Abwesenheit

Hinweis

Eine Vorsorgepflicht entsteht nicht, selbst wenn Beschwerden vorliegen. Es bleibt ein Angebot. Ergonomische Mängel sollten dennoch vom Betrieb aufgegriffen werden.

5.2.3 Gesundheitliche Belastungen durch Bildschirmarbeit

Die Tätigkeit an Bildschirmarbeitsplätzen kann insbesondere bei langfristiger, einseitiger Belastung ohne ausreichende ergonomische Gestaltung zu verschiedenen gesundheitlichen Beeinträchtigungen führen. Diese betreffen vor allem das visuelle System, den Bewegungsapparat sowie psychomentale Aspekte.

Gemäß AMR 14.3 sowie aktueller arbeitsmedizinischer Erkenntnisse sind unter anderem folgende Auswirkungen zu berücksichtigen:

- Augen und Sehvermögen:
  - Asthenopische Beschwerden (z. B. tränende, gerötete Augen, verminderte Sehschärfe, Kopfschmerzen)
  - Trockene Augen (Sicca-Syndrom), insbesondere bei reduzierter Lidschlagfrequenz
  - Visuelle Überbeanspruchung (z. B. »Chronic Visual Syndrome«)

- Bewegungsapparat und weitere Organsysteme:
  - Beschwerden im Bereich der Lenden- und Halswirbelsäule, Schultern, Arme und Hände
  - Erkrankungen der Sehnenscheiden
  - Mögliche Folgeerkrankungen im Herz-Kreislauf-System und Stoffwechsel bei bewegungsarmer Tätigkeit
- Psychische Auswirkungen:
  - Erleben von Monotonie, Erschöpfung und Konzentrationsminderung
  - Eingeschränktes Abschalten nach der Arbeit, mögliche Schlafstörungen
  - Unsicherheit durch indirekte technische Überwachung
  - Verstärkung prädisponierender Faktoren für psychische Erkrankungen

Diese Aspekte sollten sowohl bei der arbeitsmedizinischen Beurteilung als auch in der Beratung berücksichtigt werden, insbesondere im Hinblick auf die individuelle gesundheitliche Disposition und Arbeitsplatzsituation.

5.2.4 Strukturierte Anamnese und Untersuchung

Die arbeitsmedizinische Anamnese umfasst folgende Punkte:

- *Tätigkeitsbeschreibung:* Art der Bildschirmarbeit, Dauer pro Tag, wechselnde Tätigkeiten
- *Subjektive Beschwerden:* Augenbrennen, Flimmern, trockene Augen, Doppelbilder, Kopfschmerzen, Nacken-/Rückenschmerzen
- *Brillenanamnese:* Art der Brille (Einstärken-, Gleitsicht-, Bildschirmbrille), ob Sehhilfen aktuell im Einsatz sind
- *Ergonomie:* Arbeitsplatzgestaltung, Lichtverhältnisse, Bildschirmhöhe/-abstand

Untersuchungsstruktur:

- Orientierende Inspektion der Augen, ggf. mit Lidspaltbetrachtung
- Sehschärfeprüfung für Nähe, Ferne und Bildschirmabstand (Testverfahren nach DIN 58220 Teil 5)
- Ggf. Phorie (Stellung der Augenachsen), Farbsehen und Stereosehen (räumliches Sehen), wenn Einschränkungen vermutet werden

Begriffserläuterungen

Räumliches Sehen *(Stereosehen):* Prüfung der Fähigkeit, Tiefenunterschiede zu erkennen. Dabei wird getestet, wie gut beide Augen zusammenarbeiten, um ein dreidimensionales Bild zu erzeugen. In der Arbeitsmedizin ist dies insbesondere für Tätigkeiten mit hoher Präzision oder räumlicher Orientierung relevant (Thieme, Via medici, 2025).

Phoriesehen: Erfassung latenter Schielstellungen (*Heterophorien*), die im Alltag durch die Augenmuskulatur ausgeglichen werden, unter Testbedingungen jedoch sichtbar werden können. Es wird geprüft, ob ein Gleichgewicht der Augenstellung besteht oder ob eine verdeckte Abweichung vorliegt, die zu Beschwerden wie Kopfschmerzen oder Doppelbildern führen kann (AMBOSS, 2025a).

Dokumentation in der Vorsorgeakte unter Wahrung der Schweigepflicht, ggf. anonymisierte Rückmeldung an den Arbeitgebenden zur Arbeitsplatzgestaltung bzw. zur Terminvereinbarung für eine ergonomische Beratung am Arbeitsplatz.

5.2.5 Apparative Diagnostik

Apparative Tests können je nach Verfügbarkeit eingesetzt werden:

- Visusprüfung mit Sehtestgerät (z. B. Oculus, Visiotest)
- Haltungsanalyse, beispielsweise durch zielgerichtete Beobachtung oder validierte Fragebögen. Empfehlenswert ist hier die Broschüre der Unfallkasse Hessen - »*Gesund arbeiten am PC*« (UKH, 2016), die online verfügbar ist und sich auch zum Ausdruck und zur Aushändigung im Rahmen der arbeitsmedizinischen Beratung eignet.
- Apparative Diagnostik ersetzt keine augenärztliche Untersuchung. Bei auffälligen Befunden sollte eine Überweisung zur augenärztlichen Fachärztin bzw. Facharzt erfolgen.

5.2.6 Bewertung der Untersuchungsergebnisse

- Visus beider Augen ≥ 0,8, ggf. mit vorhandener Sehhilfe (näheres Sehen im Bereich von Bildschirm und Vorlagen muss möglich sein)
- Binokularsehen mit ausreichender Fusion, also der Fähigkeit, die Seheindrücke beider Augen zu einem einheitlichen, räumlichen Bild zu verschmelzen (z. B. Kreuztest, Worth-Test)
- Keine Hinweise auf pathologische Befunde, die eine augenärztliche Abklärung erfordern
- Ergonomische Beschwerden (z. B. muskuläre Verspannungen, Körperhaltung) sollten dokumentiert und im Rahmen der Arbeitsplatzgestaltung berücksichtigt werden.
- Subjektive Sehbeschwerden (Brennen, Flimmern, visuelle Ermüdung) trotz ausreichender Sehschärfe können eine spezielle Bildschirmarbeitsplatzbrille indizieren.

Geeignete Brillen:

- Bildschirmbrille gem. § 3 Abs. 3 ArbStättV (spezifisch für Sehabstand Schriftstücke, Tastatur und Bildschirm) (▶ Abb. 5.1)
- Raumkomfortbrillen bei Tätigkeiten mit häufigem Wechsel zwischen Bildschirm, Vorlage und Interaktion (z. B. Empfang und Beratung)
- Gleitsichtbrillen sind für reine Bildschirmtätigkeit oft problematisch, da ihre schmale Mittelzone dazu führen kann, dass die betrachtende Person den Kopf zum Scharfstellen leicht in den Nacken neigt. Diese Kopfhaltung wird über längere Zeit beibehalten und kann dadurch zu Fehlhaltungen und muskulären Verspannungen im Bereich der Halswirbelsäule führen (DGUV Information 250–008) (▶ Abb. 5.1).

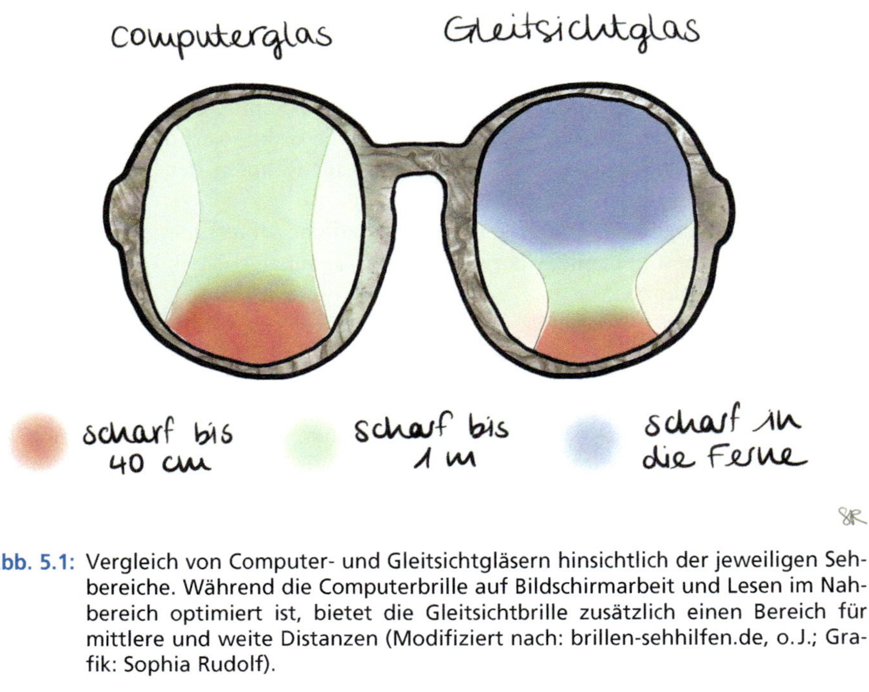

Abb. 5.1: Vergleich von Computer- und Gleitsichtgläsern hinsichtlich der jeweiligen Sehbereiche. Während die Computerbrille auf Bildschirmarbeit und Lesen im Nahbereich optimiert ist, bietet die Gleitsichtbrille zusätzlich einen Bereich für mittlere und weite Distanzen (Modifiziert nach: brillen-sehhilfen.de, o.J.; Grafik: Sophia Rudolf).

5.2.7 Empfehlungen zu Beratung und Dokumentation

- Aufklärung über ergonomisch sinnvolle Sitzposition, Bildschirmhöhe und Blickrichtung (Zusatzmaterial 9 – Checkliste ergonomischer Arbeitsplatz)
- Beratung zu ausreichendem Lidschlag, regelmäßigen Pausen, Raumklima
- Hinweise auf Blaulichtfilter: keine klare Evidenz für gesundheitlichen Nutzen, subjektive Verbesserung möglich

- Kostenübernahme Bildschirmbrille: durch den Arbeitgebenden, wenn eine augenärztliche oder arbeitsmedizinische Indikation vorliegt. Die Höhe der Kostenübernahme ist nicht gesetzlich geregelt. Es wird empfohlen, den Betrag im Rahmen einer Betriebsvereinbarung im Vorfeld verbindlich festzulegen *(Praxistipp: Die Beschäftigten sollten darauf hingewiesen werden, bei den Arbeitgebenden zu erfragen, ob es eine Vertragsoptikerin oder einen Vertragsoptiker gibt, um unnötige Kosten und Mühen zu vermeiden.)*
- Dokumentation im Vorsorgebogen, Rückmeldung an Betrieb in allgemeiner Form (z. B. »keine gesundheitlichen Bedenken«)
- Dokumentationshilfe: Bei Empfehlung einer Bildschirmarbeitsplatzbrille sollte im Dokument für die Optikerin oder den Optiker festgehalten werden: *Brille mit Korrektur für den Monitorabstand, den Lesebereich sowie für Tätigkeiten mit Publikumsverkehr* (wenn z. B. eine Raumkomfortbrille als sinnvoll erachtet wird).

Hinweis zur Evidenzlage Blaulichtfilterbrillen

Eine systematische Übersichtsarbeit der Cochrane Collaboration (Singh et al., 2023) kommt zu dem Ergebnis, dass Brillengläser mit Blaulichtfilter *keinen* relevanten Nutzen hinsichtlich Sehleistung, Schlafqualität oder Augengesundheit bei Erwachsenen zeigen. Die Autorinnen und Autoren betonen, dass keine evidenzbasierte Empfehlung für den Einsatz bei Bildschirmarbeit ausgesprochen werden kann.

5.2.8 Zusammenfassung für die arbeitsmedizinische Praxis

- Vorsorge ist anzubieten, nicht verpflichtend
- Untersuchung umfasst Anamnese, Sehtest und Beratung
- Ziel: Beschwerdefreiheit, Anpassung des Arbeitsplatzes, ggf. Verordnung einer Bildschirmbrille
- Keine Pflicht zur augenärztlichen Untersuchung, aber bei Bedarf Empfehlung zur Vorstellung

Wichtig: Wird im Rahmen der arbeitsmedizinischen Angebotsvorsorge nach ArbMedVV festgestellt, dass eine augenärztliche Untersuchung erforderlich ist, übernehmen die Arbeitgebenden die Kosten. Diese Verpflichtung ergibt sich aus § 3 Abs. 3 des Arbeitsschutzgesetzes (ArbSchG), wonach Kosten für Maßnahmen des Arbeitsschutzes nicht den Beschäftigten auferlegt werden dürfen.

5.3 Tätigkeiten im Freien mit intensiver Belastung durch natürliche UV-Strahlung

5.3.1 Rechtliche Grundlagen

Die arbeitsmedizinische Vorsorge bei Tätigkeiten mit intensiver Belastung durch natürliche ultraviolette (UV) Strahlung ist gesetzlich geregelt und Bestandteil der Angebotsvorsorge gemäß Anhang Teil 3 Absatz 2 Nr. 5 der Verordnung zur arbeitsmedizinischen Vorsorge (ArbMedVV). Sie richtet sich an Beschäftigte, die regelmäßig im Freien tätig sind und dadurch einer erhöhten UV-Belastung ausgesetzt sind – z. B. im Baugewerbe, Garten- und Landschaftsbau, bei Verkehrs- und Forstbetrieben oder Reinigungsdiensten. Sie dient dem Schutz der Beschäftigten vor chronischen Hautschäden und der Prävention berufsbedingter Hautkrebserkrankungen.

Die arbeitsmedizinische Indikationsstellung orientiert sich zusätzlich an der AMR 13.3 »Tätigkeiten im Freien mit intensiver Belastung durch natürliche UV-Strahlung von regelmäßig einer Stunde oder mehr je Tag«, die im folgenden Kapitel näher erläutert wird.

Die Pflicht zur Durchführung einer entsprechenden Gefährdungsbeurteilung ergibt sich aus § 5 Arbeitsschutzgesetz (ArbSchG). Der Arbeitgeber ist verpflichtet, geeignete Schutzmaßnahmen zu ergreifen und den Beschäftigten eine arbeitsmedizinische Vorsorge anzubieten. Die Verantwortung für die korrekte Einschätzung der UV-Belastung liegt beim Arbeitgebenden, kann jedoch in Zusammenarbeit mit Fachkräften für Arbeitssicherheit und der in der Arbeitsmedizin tätigen Ärztinnen und Ärzte konkretisiert werden.

Ergänzend gilt es, die DGUV-Empfehlung 2024, Abschnitt 2.1.3. »Tätigkeiten mit physikalischer Einwirkung: Natürliche optische Strahlung« (ab S. 900 ff.), zu berücksichtigen. Dort finden sich Hinweise zu Expositionskriterien, Präventionsmaßnahmen und relevanten Untersuchungsinhalten. Darüber hinaus kann bei entsprechendem Krankheitsbild eine Anerkennung als Berufskrankheit erfolgen: Die BK-Nr. 5103 (Plattenepithelkarzinom oder multiple aktinische Keratosen durch natürliche UV-Strahlung) ist seit dem Jahr 2015 im Berufskrankheitenverzeichnis geführt.

5.3.2 Indikationsstellung

Die arbeitsmedizinische Vorsorge bei Tätigkeiten mit erhöhter UV-Exposition ist als Angebotsvorsorge gemäß ArbMedVV vorgesehen. Die Indikation ergibt sich aus der beruflich bedingten Tätigkeit im Freien, bei der natürliche UV-Strahlung regelmäßig und in relevantem Umfang auf die Haut einwirkt.

Gemäß den Kriterien der AMR 13.3 ist eine Angebotsvorsorge anzubieten, wenn folgende Bedingungen erfüllt sind:

- Regelmäßige Tätigkeit im Freien an mindestens 50 Arbeitstagen pro Jahr
- Im Zeitraum von April bis September
- Im Zeitfenster zwischen 10:00 und 15:00 Uhr
- Mit einer Mindestdauer von einer Stunde pro Tag

Auch Tätigkeiten mit indirekter UV-Exposition können berücksichtigt werden, etwa wenn durch Reflexion an Wasser-, Sand- oder Schneeflächen oder durch großflächige Helleffekte im Schatten eine relevante Belastung vorliegt. So gelten z. B. Tätigkeiten auf Gerüsten oder unter teiloffenen Hallendächern (z. B. Rohbau, Glasdächer) ebenfalls als potenziell UV-exponiert.

Keine Angebotsvorsorge ist erforderlich, wenn die Gefährdungsbeurteilung ergibt, dass die Exposition unterhalb der genannten Schwellenwerte liegt oder durch organisatorische, technische und persönliche Schutzmaßnahmen wie vollständig überdachte Arbeitsplätze oder permanente Aufenthalte in Fahrzeugkabinen mit UV-Schutzverglasung bereits wirksam kontrolliert wird.

In Zweifelsfällen wird empfohlen, die Vorsorge dennoch anzubieten, insbesondere wenn die Exposition individuell unterschiedlich ist oder Beschäftigte erhöhten Risiken unterliegen (z. B. Hauttyp I/II, anamnestisch bekannte Hautveränderungen, berufliche Vorerfahrungen mit hoher UV-Belastung).

Zur praxisnahen Umsetzung kann ergänzend auf die DGUV-Information 203–085 verwiesen werden, die anhand typischer Arbeitsbereiche Beispiele zur Orientierung gibt, etwa für Tätigkeiten im Baugewerbe, Garten- und Landschaftsbau, Forstwirtschaft, Straßenunterhalt oder Außenreinigung.

Tipp: Diese Information eignet sich gut zur Weitergabe an Arbeitgebende als praxisnahe Entscheidungshilfe zur Einschätzung der UV-Belastung ihrer Beschäftigten.

5.3.3 Gesundheitliche Belastungen durch natürliche (UV-) Strahlung

Laut AMR 13.3 (Abschnitt 3) entstehen bereits bei kurzfristiger UV-Exposition DNA-Schäden in den Zellkernen der Oberhaut. Diese Schäden summieren sich im Laufe der Zeit, auch wenn kein Sonnenbrand auftritt. Wiederholte Schädigungen des Erbguts können zu dauerhaften Mutationen führen, die letztlich zur Entstehung von Hautkrebs beitragen. Darüber hinaus schwächt UV-Strahlung das Immunsystem, wodurch entartete Zellen schlechter erkannt und eliminiert werden. Dies stellt einen zusätzlichen Risikofaktor für die Entwicklung maligner Hautveränderungen dar.

Die DGUV-Empfehlung 2024 beschreibt UV-Strahlung explizit als kanzerogenen physikalischen Arbeitsstoff, der langfristig zu erheblichen gesundheitlichen Beeinträchtigungen führen kann. Besonders hervorzuheben sind:

- Akute Schäden wie Erytheme (»Sonnenbrand«) oder Photokeratitis (»Schneeblindheit«)

- Chronische Schäden wie aktinische Keratosen, die als Präkanzerose gelten, sowie Plattenepithelkarzinome der Haut (BK-Nr. 5103)
- Langzeitfolgen an den Augen, insbesondere Katarakt (Linsentrübung) und Hornhautschäden
- DNA-Schäden in epidermalen Zellen, die sich kumulieren und zur malignen Entartung führen können

Bereits einmalige intensive Exposition kann zu irreversiblen Schäden führen, wobei die Latenzzeit für Hautkrebs mitunter mehrere Jahrzehnte beträgt. Entscheidend ist nicht nur die Stärke der UV-Strahlung, sondern vor allem deren kumulative Wirkung im Verlauf des Erwerbslebens. Diese Risiken betreffen nicht ausschließlich Menschen mit Hauttyp I oder II, sondern grundsätzlich alle Beschäftigten mit regelmäßiger UV-Exposition, insbesondere dann, wenn technische oder organisatorische Schutzmaßnahmen nicht dauerhaft gewährleistet sind.

Die DGUV-Information 203–085 weist zudem darauf hin, dass sichtbare Schäden häufig erst verzögert auftreten: Ein schmerzfreier Verlauf darf nicht mit gesundheitlicher Unbedenklichkeit gleichgesetzt werden.

Exkurs: Aktinische Keratose und Plattenepithelkarzinom

Aktinische Keratosen (AK) sind durch UV-Strahlung induzierte Hautveränderungen, die als fakultative Präkanzerosen gelten. Sie manifestieren sich als raue, schuppige, erythematöse oder hyperkeratotische Plaques, die bevorzugt an chronisch sonnenexponierten Arealen wie Stirn, Nase, Ohren, Glatze und Handrücken auftreten. Die Läsionen können einzeln oder multipel vorliegen und sind oft besser tastbar als sichtbar. Die Einteilung nach Olsen (Grad I–III) erfolgt anhand der Dicke und Sichtbarkeit der Hyperkeratose. Den Betroffenen fällt auf, dass eine Abheilung auch nach verstärktem Eincremen mit einem Pflegepräparat nicht auftritt.

Plattenepithelkarzinome (PEK) entstehen häufig aus AK und stellen die zweithäufigste Form des nicht-melanozytären Hautkrebses dar. Sie entwickeln sich meist auf dem Boden chronisch lichtgeschädigter Haut und präsentieren sich klinisch als knotige, verhärtete, teils exulzerierende Tumoren mit möglicher Blutungsneigung.

Die arbeitsmedizinische Relevanz ergibt sich aus der Tatsache, dass chronische berufliche UV-Exposition ein signifikanter Risikofaktor für die Entwicklung von AK und PEK darstellt.

Diagnostik und Differenzierung

Die Diagnose der AK erfolgt primär klinisch durch Inspektion und Palpation. Bei unklaren Befunden kann eine Dermatoskopie zur weiteren Abklärung beitragen. Im Zweifelsfall sollte eine histologische Untersuchung durchgeführt werden, insbesondere bei Verdacht auf Übergang in ein PEK.

PEK diagnostiziert man ebenfalls klinisch, wobei eine Biopsie zur histologischen Sicherung und zur Bestimmung des Differenzierungsgrades unerlässlich ist. Wichtig ist die Abgrenzung zu anderen Hauttumoren wie dem Basalzellkarzinom oder dem malignen Melanom.

Therapieoptionen

Die Therapie der AK richtet sich nach Anzahl, Größe und Lokalisation der Läsionen:

- Läsionsgerichtete Therapien: Kryotherapie, Kürettage, Lasertherapie
- Feldgerichtete Therapien: Topische Anwendungen von 5-Fluorouracil, Imiquimod, Diclofenac oder photodynamische Therapie

Bei PEK ist die chirurgische Exzision mit histologischer Randschnittkontrolle die Therapie der Wahl. In fortgeschrittenen Fällen können Radiotherapie oder systemische Therapien erforderlich sein (AMBOSS, 2025d).

5.3.4 Strukturiere Anamnese und Untersuchung

Die arbeitsmedizinische Vorsorge bei Tätigkeiten mit Exposition gegenüber natürlicher UV-Strahlung beginnt mit einer strukturierten Anamnese und Untersuchung. Ziel ist die frühzeitige Erkennung gesundheitlicher Risiken sowie eine gezielte Beratung zum individuellen Schutz.

Die Anamnese sollte insbesondere folgende Punkte abdecken:

- Teilnahme an Vorsorgeuntersuchungen (v. a. Haut- und Augen-Screening)
- Vor- und Begleiterkrankungen: Hautkrebs, Hautkrebsvorstufen, genetische Prädisposition, Augenleiden
- Medikamentenanamnese: Einnahme von phototoxischen, photoallergischen oder immunsuppressiven Medikamenten (z. B. Johanniskraut, Amiodaron, Tetracycline, Octocrylen etc.)
- Berufliche und außerberufliche UV-Exposition: Hobbys im Freien, Solarien, Urlaubsgewohnheiten
- Kontakt mit phototoxischen Pflanzen (z. B. Riesenbärenklau) oder kosmetischen Produkten (z. B. Parfums, Rasierwasser)
- Beschwerden: Hautveränderungen (Erythem, Schuppung, Pigmentstörungen), Juckreiz, Rötung, Narben, Zeichen chronischer Lichtschädigung [»Altes Gesicht«], Teleangiektasien, Atrophien, Lippenveränderungen)

Arbeitsanamnese

- Beschreibung des Arbeitsplatzes und der Tätigkeit
- Arbeitsverfahren mit relevanter UV-Exposition
- Schutzmaßnahmen (technisch, organisatorisch, persönlich): z. B. Kleidung, UV-Schutzmittel, Sonnenbrillen
- Zeitlicher Zusammenhang zwischen Exposition und Symptomen

Klinische Untersuchung

- Inspektion der Haut:
  - Ganzkörperinspektion, inklusive Areale mit erhöhter Exposition (sogenannte Lichtterrassen: Stirn, Ohren, Nacken, Unterarme)
  - Besonderes Augenmerk auf: Keratosen, Pigmentveränderungen, atrophe Hautareale, ekzematöse Läsionen
  - Dokumentation auffälliger Hautveränderungen ggf. mit Fotodokumentation
- Augenuntersuchung:
  - Inspektion der vorderen Augenabschnitte (Bindehaut, Hornhaut, Iris, Lider)
  - Visusbestimmung
  - Amsler-Gitter-Test bei Verdacht auf Makulaschädigung
- Ergänzend bei Auffälligkeiten:
  - Überweisung zur hautfachärztlichen Abklärung
  - Ggf. Spaltlampenuntersuchung und Funduskopie durch Augenärztin oder Augenarzt

Wiederholungsuntersuchung (Nachuntersuchung)

- Die Nachuntersuchung orientiert sich am Ergebnis der Erstvorsorge und erfolgt spätestens nach 36 Monaten gemäß AMR 2.1 »Fristen für die Veranlassung/das Angebot arbeitsmedizinischer Vorsorge« (► Kap. 6.3.). Bei fortbestehender oder veränderter Exposition kann sie auch früher notwendig sein.

5.3.5 Bewertung der Untersuchungsergebnisse

Die arbeitsmedizinische Bewertung erfolgt auf Grundlage von Anamnese, klinischer Untersuchung und Arbeitsplatzexposition. Neben der allgemeinen Beurteilung von UV-bedingten Haut- und Augenschäden berücksichtigt sie auch besondere individuelle Risikokonstellationen, die eine Einschränkung oder einen Tätigkeitswechsel notwendig machen können.

Allgemeine Bewertung typischer Untersuchungsergebnisse

- Unauffälliger Befund:
  - Keine Hinweise auf UV-bedingte Schäden; reguläre Weiterarbeit möglich
    ➔ Empfehlung zur Aufklärung über Schutzmaßnahmen und Selbstbeobachtung
- Chronische Lichtschäden:
  - Z. B. aktinische Keratosen, Elastose (Zerstörung von Kollagen-Faltenbildung), Teleangiektasien
    ➔ Beratung, Hautärztliche Mitbeurteilung, ggf. engmaschigere Vorsorge
- Maligne Läsionen oder Verdacht:
  - Z. B. Plattenepithelkarzinom
    ➔ Sofortige Überweisung zur hautärztlichen Mitbeurteilung, Verdachtsmeldung BK 5103
- Auffällige Visus- oder Augenbefunde:
  - Z. B. chronische Konjunktivitis, Linsentrübung
    ➔ Augenärztliche Abklärung und Mitbetreuung

Bewertung bei besonderen Vorerkrankungen oder Funktionsstörungen

Die Aufnahme oder Fortsetzung einer Tätigkeit ist nur möglich, wenn durch Schutzmaßnahmen ein gesundheitlich unbedenklicher Zustand erreichbar ist. Hierzu zählen z. B.:

- UV-sensible Autoimmunerkrankungen (z. B. Chronisch-diskoider Lupus erythematodes, Dermatomyositis)
- Autoimmunbullöse Dermatosen (z. B. Pemphigus, Pemphigoid)
- Lichturtikaria, chronische Konjunktivitis
- Zustand nach photoallergischen Reaktionen oder Therapie maligner Hauttumoren
- Porphyrien, Vitiligo, Keratokonus

Erforderliche Maßnahmen können sein:

- Arbeitsplatzverlagerung in UV-arme Zeiten oder Bereiche
- Einsatz technischer oder organisatorischer Schutzmaßnahmen
- Anpassung oder Ergänzung der PSA
- Enge hautfach- oder augenärztliche Mitbeurteilung

Hinweise auf Tätigkeitswechsel

Ein Tätigkeitswechsel sollte ernsthaft erwogen werden, wenn die genannten Schutzmaßnahmen nicht erfolgreich waren oder keine Aussicht auf Erfolg besteht und wenn schwere, nicht heilbare Gesundheitsstörungen vorliegen, die sich durch UV-Strahlung verschlechtern können, beispielsweise Lupus erythematodes (insbesondere chronisch-diskoider Lupus erythematodes), chronische Kollagenosen wie Dermatomyositis oder eine systemische beziehungsweise lokale photoallergische Reaktion gegen einen nicht ersetzbaren Stoff.

Bei der Erstvorsorge ist zudem ausdrücklich zu prüfen, ob ein Tätigkeitswechsel erforderlich ist, insbesondere bei angeborenem Albinismus, bei erythropoetischer Protoporphyrie (EPP) oder bei Morbus Günther (CEP), da in diesen Fällen eine Fortführung einer UV-exponierten Tätigkeit in der Regel selbst bei optimalem Schutz nicht vertretbar ist.

5.3.6 Empfehlungen zur Beratung und Dokumentation

Die arbeitsmedizinische Vorsorge bei Tätigkeiten mit erhöhter natürlicher UV-Exposition verfolgt neben der gesundheitlichen Bewertung vor allem das Ziel, präventive Schutzstrategien zu vermitteln. Die ärztliche Beratung ist damit zentrales Element der Angebotsvorsorge gemäß ArbMedVV.

Inhalte der Beratung

Die ärztliche Beratung sollte individuell auf die Tätigkeit, die Exposition und die persönliche Risikokonstellation abgestimmt sein. Sie umfasst insbesondere:

Aufklärung über gesundheitliche Risiken

- Unsichtbarkeit der UV-Strahlung: keine unmittelbare Wahrnehmung, dennoch zellschädigend
- Kumulative Hautschäden: DNA-Schäden summieren sich → Risiko für aktinische Keratose, Plattenepithelkarzinom
- Augenschäden: Katarakt, Hornhautreizungen, chronische Konjunktivitis
- Latenzzeiten: Symptome können Jahre oder Jahrzehnte nach der Exposition auftreten

Vermittlung konkreter Schutzmaßnahmen (TOP-Prinzip)

- *T*echnische Maßnahmen: z. B. mobile Verschattungen, Arbeitszelte, Fahrzeugkabinen mit UV-Schutzglas
- *O*rganisatorische Maßnahmen: Arbeitszeitverlagerung in UV-arme Stunden (vor 10:00/nach 15:00 Uhr)
- *P*ersönliche Schutzmaßnahmen:
  - UV-Schutzkleidung (langärmlig, dicht gewebt, ggf. mit UV-Zertifikat)
  - Kopfbedeckung mit Nackenschutz
  - Schutzbrille mit UV-Filter

Praxistipp

Besondere Anforderungen gelten für Tätigkeiten an stark reflektierenden Oberflächen wie Schwimmbecken. Bademeisterinnen und Bademeister benötigen hierfür polarisierte Sonnenbrillen, die Blendungen durch Reflexionen der Wasseroberfläche vermindern und so die Sicht verbessern. Dadurch lassen sich Personen unter Wasser schneller erkennen, was im Notfall lebensrettend sein kann. Gleichzeitig sollte die Brille einen vollständigen UV-Schutz bieten, um die Augen langfristig vor Schäden zu bewahren.

- Hautschutzmittel (LSF ≥ 30, wasser- und schweißfest, mehrmals täglich auftragen)
- Lippenpflege mit UV-Schutz
  - *Hinweis:* Sonnenschutzmittel ersetzen keine Schutzkleidung, sondern ergänzen diese.

Verhaltensprävention:

- Vermeidung direkter Sonneneinstrahlung in Pausen
- Nutzung von Pausenräumen, Fahrzeugen oder Schattenplätzen
- Eigenverantwortung im Umgang mit Sonnenexposition und Frühzeichen von Hautveränderungen

Bereitstellung ergänzender Informationen:

- DGUV-Information 203–085 kann als Handlungshilfe an Arbeitgebende ausgehändigt werden, um die Gefährdungsbeurteilung zu unterstützen und Schutzmaßnahmen zu erklären.
- Empfehlung zur Teilnahme an Hautkrebsscreening (ab 35 Jahren) – ggf. Zusammenarbeit mit der hautärztlichen Praxis

Dokumentation der Vorsorge

Die Dokumentation der arbeitsmedizinischen Vorsorge erfolgt gemäß den allgemeinen Vorgaben, wie sie in ▶ Kap. 6.2 dieses Buches beschrieben sind. Dort finden sich Hinweise zur Eintragung in die Vorsorgekartei, zum Umgang mit der Vorsorgebescheinigung sowie zur Vorgehensweise bei auffälligen Befunden. Für die betriebliche Umsetzung kann ergänzend die DGUV-Information 203–085 (direkter Zugriff über https://publikationen.dguv.de/widgets/pdf/download/article/3049) als praxisorientiertes Informationsmaterial an Arbeitgeberinnen und Arbeitgeber ausgehändigt werden. Beschäftigten kann zudem ein Merkblatt mit UV-Schutzempfehlungen zur individuellen Aufklärung bereitgestellt werden (siehe Zusatzmaterial 10).

5.4 Tätigkeiten mit biologischen Arbeitsstoffen (Tätigkeiten mit Infektionsgefährdung)

5.4.1 Rechtliche Grundlagen

Tätigkeiten mit biologischen Arbeitsstoffen sind in zahlreichen Berufsfeldern relevant, insbesondere im Gesundheitswesen, in der Abfallwirtschaft, im Laborbereich, in der Tierhaltung sowie bei Reinigungs- oder Entsorgungsdiensten. Auch in Berufen mit engem Menschenkontakt, wie bei Erzieherinnen und Erziehern sowie Lehrerinnen und Lehrern, besteht durch den Umgang mit potenziell infektiösen Kindern und Jugendlichen ein erhöhtes Risiko für die Übertragung biologischer Arbeitsstoffe, insbesondere viraler oder bakterieller Infektionskrankheiten. Die arbeitsmedizinische Betreuung dieser Beschäftigten basiert auf einem mehrschichtigen rechtlichen Rahmen, der das Ziel verfolgt, Gesundheitsschutz und Infektionsprävention am Arbeitsplatz wirksam umzusetzen.

Kernregelung ist die Verordnung über Sicherheit und Gesundheitsschutz bei Tätigkeiten mit biologischen Arbeitsstoffen (BioStoffV). Sie verpflichtet Arbeitgebende gemäß § 4 zur Durchführung einer Gefährdungsbeurteilung vor Aufnahme der Tätigkeit. Diese Beurteilung muss die Art des Biostoffs, dessen Risikogruppe, die Expositionswege sowie mögliche Schutzmaßnahmen berücksichtigen. Die Einteilung in Risikogruppen 1 bis 4 (§ 3 BioStoffV) definiert das Infektionsrisiko und bildet die Grundlage für die Schutzstufenzuordnung mit den daraus resultierenden Maßnahmen.

Ergänzend regelt die Verordnung zur arbeitsmedizinischen Vorsorge (ArbMedVV), unter welchen Voraussetzungen eine Pflichtvorsorge, eine Angebotsvorsorge oder eine Wunschvorsorge erforderlich ist. Tätigkeiten mit Biostoffen der Risikogruppen 2, 3 oder 4 führen in der Regel zu einer Pflichtvorsorge (siehe Zusatzmaterial 11). Die Vorsorge dient dem Schutz vor Infektionskrankheiten und berücksichtigt auch individuelle Risiken, z. B. bei chronischen Vorerkrankungen oder während einer Schwangerschaft.

Die Empfehlungen für arbeitsmedizinische Beratungen und Untersuchungen der Deutschen Gesetzlichen Unfallversicherung (DGUV, 2024) konkretisieren die Anforderungen aus BioStoffV und ArbMedVV. Sie enthalten Hinweise zu Indikationsstellung, Untersuchungsstruktur, Bewertung und Beratung bei Tätigkeiten mit Biostoffexposition und benennen Berufsgruppen mit besonderem Risiko wie medizinisches Personal, Rettungsdienste oder die Abfallentsorgung.

Ein wichtiges Instrument zur betrieblichen Umsetzung sind die Technischen Regeln für Biologische Arbeitsstoffe (TRBA). Insbesondere die Übersicht zu 796 Tätigkeiten mit Biostoffexposition (DGUV/TRBA-Liste) unterstützt die Einordnung typischer Berufsrisiken, indem sie Tätigkeiten nach Schutzstufe, Risikogruppe und erforderlichen Maßnahmen differenziert.

Darüber hinaus bieten die DGUV-Leitlinien praxisnahe Beratungs- und Umsetzungshilfen zu Schutzmaßnahmen, Impfempfehlungen und Hygieneregeln. Ergänzend stellt die GESTIS-Biostoffdatenbank strukturierte Informationen zu biologischen Arbeitsstoffen bereit, darunter Risikogruppenzuordnung, Übertragungswege und Präventionsmaßnahmen.

Die Bundesanstalt für Arbeitsschutz und Arbeitsmedizin (BAuA) ergänzt diesen Rahmen durch rechtliche Einordnungen, wissenschaftliche Empfehlungen und Informationen zu aktuellen Entwicklungen im Bereich biologischer Gefährdungen. Schließlich stellt das Robert Koch-Institut (RKI) über seine Ratgeber für Infektionskrankheiten, die Falldefinitionen sowie die Nationalen Referenzzentren und Konsiliarlabore wesentliche medizinische und epidemiologische Hintergrundinformationen bereit.

5.4.2 Indikationsstellung

Die Indikationsstellung zur arbeitsmedizinischen Vorsorge bei Tätigkeiten mit biologischen Arbeitsstoffen ergibt sich primär aus der Gefährdungsbeurteilung des Arbeitgebers (§ 4 BioStoffV) sowie den Vorgaben der ArbMedVV. Dabei sind sowohl die Art des Biostoffs (Risikogruppe), die Expositionswahrscheinlichkeit als auch die vorhandenen Schutzmaßnahmen zu berücksichtigen.

Grundlage der arbeitsmedizinischen Entscheidung ist die Einordnung, ob es sich um gezielte oder nicht gezielte Tätigkeiten handelt und ob die Tätigkeit unter eine Pflicht-, Angebots- oder Wunschvorsorge fällt. Zusätzlich sind personenbezogene Faktoren wie z. B. Schwangerschaft oder Vorerkrankungen einzubeziehen.

Zur Orientierung dient die in Zusatzmaterial 11 aufgeführte Tabelle. Sie listet typische Tätigkeiten auf, bei denen eine arbeitsmedizinische Vorsorge nach aktuellem Rechtsstand indiziert ist. Diese Übersicht unterstützt die Praxis dabei, Vorsorgebedarfe systematisch und einheitlich zu erkennen.

Um noch genauer zwischen einer gezielten und ungezielten Tätigkeit zu unterscheiden, hier eine Übersicht sowie typische Beispiele:

Gezielte Tätigkeiten sind laut TRBA 400, Abschnitt 3.1.1, dadurch gekennzeichnet, dass ein bestimmter biologischer Arbeitsstoff absichtlich verwendet wird. Sein Vorhandensein ist bekannt und die Tätigkeit erfolgt unter kontrollierten Bedingungen, zum Beispiel zur Analyse, Vermehrung oder Veränderung des Organismus.

Beispielhafte Merkmale:

- Einsatz definierter Mikroorganismen oder Viren
- Tätigkeit unter Laborbedingungen mit definiertem Erregermaterial
- Arbeiten in gentechnischen Einrichtungen oder mikrobiologischen Laboratorien

Beispiele für gezielte Tätigkeiten:

- Arbeiten mit einem bekannten Virus in Zellkulturen (zum Beispiel Tuberkulosebakterien oder Rötelviren)

- Gentechnische Manipulation von Bakterien
- Herstellung von Impfstoffen in biotechnologischen Produktionsstätten

Ungezielte Tätigkeiten sind laut TRBA 400, Abschnitt 3.1.2, Tätigkeiten, bei denen biologische Arbeitsstoffe nicht absichtlich verwendet werden, sondern unbeabsichtigt auftreten können, z. B. als Begleiterscheinung bei der Arbeit mit Menschen, Tieren, Abfällen oder Umweltmaterialien. Das Vorhandensein von Erregern ist hierbei häufig unklar oder nicht eindeutig nachweisbar.

Typische Merkmale:

- Kontakt mit potenziell infektiösem Material ohne gezielten Einsatz
- Arbeiten außerhalb von Laboren, z. B. in Pflege, Reinigung, Veterinärmedizin
- Tätigkeiten mit erhöhter Wahrscheinlichkeit für Exposition, aber ohne gezielte Anwendung von Biostoffen

Beispiele für ungezielte Tätigkeiten:

- Pflege und Versorgung infektiöser Patientinnen und Patienten
- Reinigung und Desinfektion kontaminierter Flächen
- Entsorgung medizinischer oder biologischer Abfälle
- Arbeiten in Abwasseranlagen oder Tierpflegeeinrichtungen

5.4.3 Gesundheitliche Belastungen und Risikofaktoren

Die Einschätzung gesundheitlicher Belastungen ist ein wesentlicher Bestandteil der arbeitsmedizinischen Vorsorge im Kontext biologischer Arbeitsstoffe. Sie erfolgt auf Grundlage der Gefährdungsbeurteilung gemäß § 4 BioStoffV sowie der daraus abgeleiteten Vorsorgearten nach ArbMedVV. Neben der Art der Tätigkeit und dem biologischen Expositionspotenzial sind auch individuelle Risikofaktoren der beschäftigten Person zu berücksichtigen.

Ein zentrales Element ist die Analyse möglicher Infektionswege. Je nach Biostoff kann eine Übertragung erfolgen durch:

- Tröpfcheninfektion
- Schmierinfektion
- Kontakt mit Körperflüssigkeiten
- Inhalative Aufnahme von Aerosolen

Das Risiko einer Infektion hängt von der Risikogruppe des Erregers sowie von Art, Dauer und Intensität der Exposition ab. Besonders relevant sind Tätigkeiten mit regelmäßigem Kontakt zu infektiösen Personen, Tieren, Materialien oder Abfällen.

Im Rahmen der Vorsorge sind bestehende Grunderkrankungen oder besondere gesundheitliche Voraussetzungen zu erfassen. Von besonderer Bedeutung sind:

- Chronische Erkrankungen von Leber, Lunge oder Immunsystem
- Medikamentös bedingte Immunsuppression
- Weitere Faktoren, die das Risiko schwerer Krankheitsverläufe erhöhen können

Ein weiterer zentraler Aspekt ist die Bewertung des Impfstatus. Entsprechend den Empfehlungen der Ständigen Impfkommission (STIKO) ist zu prüfen, ob ein vollständiger Schutz gegen arbeitsrelevante Erreger vorliegt. Dazu zählen insbesondere:

- Hepatitis A und B
- Masern, Mumps, Röteln
- Varizellen
- Influenza

Impflücken sind zu dokumentieren und im Rahmen der individuellen Beratung zu thematisieren. Die Vorsorge bietet damit auch die Möglichkeit zur Präventionsförderung und Impfaufklärung.

Besondere Aufmerksamkeit erfordert zudem der Aspekt einer bestehenden oder geplanten Schwangerschaft sowie die Phase der Stillzeit. In bestimmten Fällen, zum Beispiel bei Exposition gegenüber Cytomegalievirus (CMV), Parvovirus B19, Rötelnvirus oder Varizella-Zoster-Virus, kann eine berufliche Tätigkeit für Schwangere ein erhöhtes gesundheitliches Risiko darstellen. Bei Vorliegen oder Bekanntwerden einer Schwangerschaft sind die mutterschutzrechtlichen Vorgaben gemäß Mutterschutzgesetz in Verbindung mit der Biostoffverordnung sowie die Vorgaben zur betrieblichen Umsetzung entsprechend der Gefährdungsbeurteilung zu beachten. Die Erstellung und regelmäßige Aktualisierung dieser Gefährdungsbeurteilung ist Aufgabe der Arbeitgebenden und in § 10 Absatz 1 Mutterschutzgesetz eindeutig geregelt:

> »Der Arbeitgebende hat die Arbeitsbedingungen für jede Tätigkeit zu beurteilen, bei der eine schwangere oder stillende Frau beschäftigt werden kann, um Gefährdungen für die schwangere oder stillende Frau oder ihr Kind zu ermitteln und zu bewerten.«

Die arbeitsmedizinische Vorsorge im Bereich biologischer Arbeitsstoffe verfolgt das Ziel, nicht nur die Expositionsbedingungen zu bewerten, sondern auch die individuellen gesundheitlichen Voraussetzungen einzubeziehen. Auf dieser Grundlage entsteht eine fundierte medizinische Einschätzung, die mit Aufklärung und Beratung der beschäftigten Person verbunden ist und damit einen wesentlichen Beitrag zur Prävention leistet.

5.4.4 Strukturierte Anamnese und Untersuchung

Anamnese

Die arbeitsmedizinische Anamnese sollte standardisiert und strukturiert erfolgen. Sie umfasst insbesondere folgende Aspekte:

- Tätigkeitsspezifische Angaben: Erhebung der genauen Tätigkeit und Beschreibung potenzieller Expositionswege (z. B. Patientenkontakt, Tierkontakt, Laborarbeit, Abfallentsorgung)
- Impfstatus: Systematische Erfassung des Impfstatus anhand des Impfausweises, insbesondere zu arbeitsrelevanten Erregern (z. B. Hepatitis A/B, Masern, Mumps, Röteln, Varizellen, Influenza, FSME, Tetanus)
- Infektionsanamnese: Vorerkrankungen mit potenzieller Bedeutung für die Tätigkeit (z. B. Hepatitis, Tuberkulose, Zoonosen), zurückliegende Infektionskrankheiten, chronische Virusinfektionen
- Vorerkrankungen und individuelle Risiken: Erfassung von Grunderkrankungen mit Einfluss auf die Infektionsanfälligkeit oder den Verlauf (z. B. Lebererkrankungen, Immunsuppression, chronische Lungenerkrankungen)
- Medikation: Insbesondere immunsuppressive Therapien, zytostatische Behandlungen oder regelmäßige systemische Kortikosteroidgaben
- Fragen zu Schwangerschaft bzw. Kinderwunsch: Im Sinne der Vorsorge und des Mutterschutzes erfolgt eine sensible, medizinisch indizierte Erhebung bei Frauen im gebärfähigen Alter.
- Vorherige berufliche Expositionen: Rückblick auf frühere Tätigkeiten mit Biostoffrelevanz und ggf. vorangegangene arbeitsmedizinische Untersuchungen oder dokumentierte Expositionen

Körperliche Untersuchung

Die körperliche Untersuchung erfolgt indikationsbezogen und orientiert sich an den Erkenntnissen aus der Anamnese sowie der vorgesehenen Tätigkeit. Eine orientierende körperliche Untersuchung ist in der Regel ausreichend, sofern sich aus der Tätigkeit oder Anamnese keine spezifischen Auffälligkeiten ergeben.

Typischer Untersuchungsumfang:

- Allgemeinstatus (inkl. Lymphknotenstatus, Haut, Schleimhäute)
- Beurteilung des Impfreaktionsverlaufs (z. B. lokale Reaktionen, persistierende Impfnarben)
- Bei klinischer Relevanz: gezielte Untersuchung betroffener Organsysteme (z. B. Leber, Milz, Atmung)

Nachuntersuchung

Wiederholungsuntersuchungen im Rahmen der arbeitsmedizinischen Vorsorge bei Tätigkeiten mit biologischen Arbeitsstoffen orientieren sich an der individuellen Exposition sowie dem Ergebnis der Erstuntersuchung. Sofern keine medizinischen Einwände bestehen, erfolgt die Nachuntersuchung gemäß den Empfehlungen der DGUV 2024 sowie der AMR 2.1 (► Kap. 6.3).

5.4.5 Apparative Diagnostik und Laboruntersuchungen

Die apparative Diagnostik und laborchemische Abklärung im Rahmen der arbeitsmedizinischen Vorsorge bei Tätigkeiten mit biologischen Arbeitsstoffen erfolgt indikationsbezogen und risikoorientiert. Die Auswahl der eingesetzten Untersuchungsmethoden richtet sich dabei nach der Art der Tätigkeit, der Risikogruppe des Biostoffs, der Expositionswahrscheinlichkeit sowie dem individuellen Gesundheitszustand der oder des Beschäftigten.

Hinweis

Laboruntersuchungen erfolgen ausschließlich mit Einwilligung der untersuchten Person und unter Berücksichtigung der geltenden datenschutzrechtlichen Vorgaben. Eine serologische Diagnostik ohne konkreten Anlass ist nicht vorgesehen. Für die Durchführung einer Blutentnahme im Rahmen der Vorsorgeuntersuchung muss eine rechtfertigende medizinische Begründung vorliegen.

Serologische Untersuchungen können angezeigt sein zur:

- Bestimmung des Immunstatus (z. B. Anti-HBs bei Hepatitis B)
- Überprüfung der Impfantwort (z. B. nach Grundimmunisierung bei fehlender Dokumentation)
- Abklärung von Impflücken, insbesondere bei unklarem Impfstatus

Weitere labordiagnostische Untersuchungen (z. B. HBV-DNA, HCV-PCR, HIV-Test) erfolgen nur bei:

- Medizinischer Notwendigkeit, z. B. im Rahmen der Abklärung auffälliger Befunde
- Postexpositionellen Maßnahmen, z. B. nach Nadelstichverletzung oder Kontakt mit infektiösem Material

Apparative Untersuchungen sind im Rahmen der Biostoffvorsorge nur in Ausnahmefällen erforderlich und richten sich nach der jeweiligen Tätigkeit und Exposition. Mögliche Beispiele sind eine Lungenfunktionsprüfung bei inhalativer Exposition gegenüber Schimmelsporen oder organischen Stäuben sowie ergänzende bildgebende Verfahren bei spezifischen Fragestellungen im Rahmen einer Folgeuntersuchung. Ein Einsatz apparativer Diagnostik erfolgt nicht routinemäßig, sondern ausschließlich bei konkretem Verdacht auf eine relevante gesundheitliche Einschränkung.

5.4.6 Bewertung der Untersuchungsergebnisse

Die arbeitsmedizinische Bewertung der erhobenen Befunde berücksichtigt die Gefährdungsbeurteilung, die konkreten Arbeitsplatzverhältnisse sowie die individuelle gesundheitliche Konstitution der beschäftigten Person. Ziel ist eine fundierte Einschätzung, ob die vorgesehene Tätigkeit mit dem Gesundheitszustand vereinbar ist und welche Schutz- oder Präventionsmaßnahmen gegebenenfalls erforderlich sind.

Die Beurteilung basiert auf:

- Der Art der Tätigkeit (z. B. gezielte oder ungezielte Tätigkeit)
- Der Expositionswahrscheinlichkeit gegenüber biologischen Arbeitsstoffen
- Den Ergebnissen der Anamnese, Untersuchung und ggf. labordiagnostischen Maßnahmen
- Dem Immunstatus (z. B. dokumentierter Impfschutz oder auffälliger Serostatus)
- Dem Vorliegen individueller Risikofaktoren

Vor diesem Hintergrund werden die erhobenen Befunde in Bezug auf die betrieblichen Expositionsbedingungen bewertet. Von besonderer Relevanz sind dabei (vgl. DGUV-Empfehlung 2024, Abschnitt 7.4):

- Akute oder chronische Hauterkrankungen (z. B. Handekzeme), die die Schutzfunktion der Haut beeinträchtigen
- Bestehende Immundefizite (z. B. durch angeborene oder erworbene Störungen oder medikamentöse Immunsuppression)
- Unvollständiger oder fehlender Impfschutz gegen relevante Erreger
- Auffälliger Serostatus (z. B. fehlende Antikörper trotz durchgeführter Impfung)
- Potenzielle Exposition gegenüber nicht impfpräventablen Erregern

Mögliche Beurteilungsergebnisse

1. Keine Erkenntnisse, die Maßnahmen erfordern:
   Die Person zeigt keine medizinischen Auffälligkeiten, es bestehen keine gesundheitlichen Bedenken hinsichtlich der Tätigkeit. Eine uneingeschränkte Beschäftigung ist möglich.
2. Erkenntnisse, bei denen Maßnahmen empfohlen werden:
   Bei gering ausgeprägten Auffälligkeiten kann die Tätigkeit unter bestimmten Voraussetzungen aufgenommen oder fortgeführt werden. Hierzu zählen:
   - Technische oder organisatorische Schutzmaßnahmen
   - Der Einsatz an Arbeitsplätzen mit geringerer Exposition
   - PSA (z. B. Handschuhe, Atemschutz)
   - Durchführung bzw. Auffrischung einer Schutzimpfung
3. Erkenntnisse, bei denen verkürzte Fristen oder gezielte Maßnahmen angezeigt sind:
   Dies betrifft insbesondere Beschäftigte mit potenziell veränderlichem Gesundheitszustand oder auffälligem Serostatus, bei denen eine engmaschigere arbeitsmedizinische Überwachung empfohlen wird.
4. Erkenntnisse, bei denen ein Tätigkeitswechsel zu erwägen ist:
   Bei Vorliegen gesundheitlicher Einschränkungen, die durch Schutzmaßnahmen

nicht ausreichend kompensiert werden können, kann ein Tätigkeitswechsel erforderlich werden. Dies betrifft insbesondere ausgeprägte Immundefizite, fehlende Immunität bei hohem Infektionsrisiko oder chronische Hauterkrankungen.

5.4.7 Empfehlung zur Beratung und Dokumentation

Im abschließenden Beratungsgespräch werden die Beschäftigten individuell über das Ergebnis der arbeitsmedizinischen Vorsorge informiert. Die Beratung erfolgt in Bezug auf die tatsächlichen Arbeitsplatzverhältnisse und berücksichtigt, soweit vorhanden, die erhobenen medizinischen Befunde. Ziel ist es, eine fundierte Einschätzung zu vermitteln und zugleich präventive Handlungsempfehlungen auszusprechen.

Folgende Inhalte sollten regelmäßig Bestandteil der Beratung sein:

- Erläuterung aktueller Befunde sowie Empfehlung hausärztlicher oder fachärztlicher Folgeuntersuchungen, wenn erforderlich
- Bewertung des dokumentierten Impfstatus und gegebenenfalls Hinweise zu fehlenden oder empfohlenen Schutzimpfungen
- Aufklärung über erforderliche Schutzmaßnahmen am Arbeitsplatz, zum Beispiel PSA oder hygienisches Verhalten
- Hinweise zu gesetzlichen Meldepflichten gemäß Infektionsschutzgesetz sowie zur möglichen Anzeige einer Berufskrankheit bei begründetem Verdacht
- Anregungen im Rahmen des betrieblichen Gesundheitsmanagements, etwa zur Stärkung des Immunsystems, zur Stressreduktion oder zur allgemeinen Prävention

Ergeben sich aus der arbeitsmedizinischen Vorsorge Hinweise, dass die bestehenden Schutzmaßnahmen für die betroffene Person nicht ausreichend sind, ist die arbeitgebende Stelle gemäß § 6 Abs. 4 ArbMedVV zu informieren. In diesem Fall spricht die in der Arbeitsmedizin tätige Ärztin oder Arzt Empfehlungen zu ergänzenden technischen, organisatorischen oder personenbezogenen Schutzmaßnahmen aus.

Die arbeitgebende Stelle ist verpflichtet, die betriebliche Gefährdungsbeurteilung auf dieser Grundlage zu überprüfen und unverzüglich die erforderlichen Anpassungen im Arbeitsschutz zu veranlassen.

Die detaillierte Dokumentation der arbeitsmedizinischen Vorsorge, einschließlich der Bescheinigung nach ArbMedVV und der innerbetrieblichen Nachvollziehbarkeit, wird in ▶ Kap. 6.2 gesondert behandelt.

5.4.8 Schutzimpfungen im Rahmen der arbeitsmedizinischen Vorsorge

Schutzimpfungen stellen einen integralen Bestandteil der arbeitsmedizinischen Vorsorge bei Tätigkeiten mit biologischen Arbeitsstoffen dar. Sie dienen nicht nur dem individuellen Schutz der beschäftigten Person, sondern auch der Unterbrechung möglicher Infektionsketten und damit der Prävention von Ausbrüchen im betrieblichen Umfeld.

Gemäß § 6 Absatz 2 Satz 3 ArbMedVV ist eine Schutzimpfung anzubieten, wenn die Gefährdungsbeurteilung ergibt, dass eine tätigkeitsbedingte Infektionsgefährdung vorliegt, die das Risiko im Vergleich zur Allgemeinbevölkerung erhöht. Ob diese Voraussetzung erfüllt ist, muss im Rahmen der nach § 5 ArbSchG verpflichtend durchzuführenden Gefährdungsbeurteilung geprüft werden. Diese muss erkennen lassen, dass für die jeweilige Tätigkeit grundsätzlich und unabhängig von der individuellen Konstitution ein Impfangebot angezeigt ist (vgl. AMR Nummer 6.5, Nummer 3 Absatz 1 Satz 3, BAuA, 2022).

Die Durchführung von Schutzimpfungen kann sowohl im Rahmen einer Pflichtvorsorge (zum Beispiel Hepatitis-B-Impfung bei medizinischem Personal) als auch einer Angebotsvorsorge (zum Beispiel Influenzaimpfung im Rettungsdienst) erfolgen.

Die Entscheidung über eine Impfung basiert auf folgenden Grundlagen:

- Dem Ergebnis der betrieblichen Gefährdungsbeurteilung
- Der Tätigkeit und der zugehörigen Expositionswahrscheinlichkeit
- Dem Impfstatus der untersuchten Person (Dokumentation, Antikörpernachweise)
- Den Empfehlungen der Ständigen Impfkommission (STIKO) für berufsbedingte Impfungen

Hinweis

Eine lückenhafte Dokumentation im Impfpass sollte Anlass zur ergänzenden serologischen Prüfung oder Nachimpfung geben. Die arbeitsmedizinische Vorsorge kann in diesem Rahmen gezielt zur Impfaufklärung genutzt werden.

Ein strukturierter Überblick über das Lesen und Bewerten eines Impfpasses, typische Fehlerquellen sowie Dos and Don'ts bei arbeitsmedizinischen Impfungen finden sich im Zusatzmaterial 12 und Zusatzmaterial 13.

Fehlt ein Impfausweis oder kommen Beschäftigte ohne dokumentierten Impfstatus aus dem Ausland, sollte zunächst eine arbeitsmedizinische Empfehlung ausgesprochen werden. Eine mündliche Angabe über durchgeführte Impfungen ersetzt keinen Nachweis und erlaubt keine sichere Schlussfolgerung auf Immunität. In diesen Fällen ist es erforderlich, den Impfstatus entweder durch serologische Untersuchungen zu überprüfen oder die Impfserie nach den aktuellen Empfehlungen vollständig zu rekonstruieren.

Für bestimmte Impfungen können Titerbestimmungen im arbeitsmedizinischen Kontext sinnvoll sein, insbesondere bei Hepatitis B, Masern, Röteln, Varizellen und Tetanus. Die arbeitsmedizinische Vorsorge deckt in der Regel Impfungen und Titerkontrollen ab, die im direkten Zusammenhang mit beruflichen Gefährdungen stehen, wie z. B. Hepatitis B bei Tätigkeiten im Gesundheitsdienst oder in Laboren. Hier ist auch die Kostenübernahme durch den Arbeitgebenden geregelt.

Für Impfungen, die ausschließlich dem allgemeinen Bevölkerungsschutz dienen, wie etwa Masern oder Tetanus bei fehlenden Nachweisen, ist eine hausärztliche Anbindung erforderlich. Beschäftigte sollten daher gezielt an die hausärztliche Praxis verwiesen werden, um fehlende Impfungen nachzuholen oder serologische Kontrollen durchführen zu lassen.

Hinweis auf mögliche Berufskrankheiten

Bei Tätigkeiten mit biologischen Arbeitsstoffen kann, je nach Exposition und Krankheitsverlauf, die Möglichkeit einer Berufskrankheit im Sinne der Berufskrankheiten-Verordnung (BKV) bestehen. Relevante Erkrankungen sind insbesondere:

- BK-Nr. 3101: Infektionskrankheiten bei Tätigkeit im Gesundheitsdienst, in der Wohlfahrtspflege oder in einem Laboratorium sowie bei vergleichbarer Infektionsgefahr
- BK-Nr. 3102: Zoonosen, von Tieren auf Menschen übertragbare Krankheiten
- BK-Nr. 3103: Wurmkrankheiten der Bergleute, verursacht durch Ankylostoma duodenale oder Strongyloides stercoralis
- BK-Nr. 3104: Tropenkrankheiten und Fleckfieber

Bei begründetem Verdacht auf eine Berufskrankheit ist die in der Arbeitsmedizin tätige Ärztin oder Arzt gemäß § 202 SGB VII zur Anzeige gegenüber dem Unfallversicherungsträger verpflichtet. Die versicherte Person ist entsprechend zu informieren. Ein ausführlicher Überblick zum Meldeverfahren findet sich in ► Kap. 4.6.

5.5 Tätigkeiten mit Gefahrenstoffen

5.5.1 Rechtliche Grundlagen

Die Grundlage für den Umgang mit Gefahrstoffen bildet die Gefahrstoffverordnung (GefStoffV) in der Fassung vom 26.11.2010, zuletzt geändert am 02.12.2024. Sie setzt europarechtliche Vorgaben – insbesondere die REACH-Verordnung (Registration, Evaluation, Authorisation and Restriction of Chemicals) sowie die CLP-

Verordnung (Classification, Labelling and Packaging of Substances and Mixtures) – in nationales Recht um und regelt den Schutz von Menschen und Umwelt beim Umgang mit gefährlichen Stoffen und Gemischen.

Ziel der Verordnung ist es, Beschäftigte vor Gefährdungen durch chemische Stoffe zu schützen. Dazu zählen insbesondere:

- Gesundheitsschädigende, reizende, ätzende, sensibilisierende, krebserzeugende oder fortpflanzungsgefährdende Stoffe
- Explosive, brand- und explosionsgefährliche Stoffe
- Stoffe mit umweltgefährdenden Eigenschaften

Die GefStoffV verpflichtet Arbeitgebende zur Gefährdungsbeurteilung, zur Einstufung und Kennzeichnung von Stoffen, zur Erstellung von Betriebsanweisungen und zur Durchführung geeigneter Schutzmaßnahmen. In arbeitsmedizinischer Hinsicht regelt sie insbesondere, wann arbeitsmedizinische Vorsorge erforderlich wird (Pflicht- und Angebotsvorsorge).

5.5.2 Informationsquellen zu Gefahrstoffen

Zur Beurteilung arbeitsmedizinischer Risiken sind folgende Informationsquellen zentral:

- Sicherheitsdatenblätter (gemäß Art. 31 REACH-Verordnung): Enthalten Angaben zu Eigenschaften, Gefahren, Schutzmaßnahmen und Erste-Hilfe-Maßnahmen
- GESTIS-Stoffdatenbank der DGUV: Bietet aktuelle toxikologische und arbeitsmedizinische Bewertungen unter https://www.gestis.dguv.de (letzter Zugriff: 25.08.2025)
- TRGS-Reihe (Technische Regeln für Gefahrstoffe): Konkretisiert die Anforderungen der GefStoffV, z. B.:
  - TRGS 400: Gefährdungsbeurteilung für Tätigkeiten mit Gefahrstoffen
  - TRGS 401: Hautkontakt
  - TRGS 402: Inhalative Exposition
  - TRGS 906: Verzeichnis krebserzeugender Stoffe

5.5.3 Arbeitsmedizinisch relevante Aspekte

In der arbeitsmedizinischen Praxis ergeben sich aus dem Umgang mit Gefahrstoffen v. a. folgende Indikationen für eine Vorsorge:

- Hautkontakt mit hautresorptiven, sensibilisierenden oder hautverätzenden Stoffen (vgl. TRGS 401)
- Inhalative Exposition mit flüchtigen Stoffen, Gasen, Dämpfen oder Stäuben (vgl. TRGS 402)

- Kontakt mit krebserzeugenden, erbgutverändernden oder fortpflanzungsgefährdenden Stoffen (CMR-Stoffe; C für Cancer, M für mutagene und R für reproduktionstoxisch)

Nach den DGUV-Empfehlungen 2024 (Abschnitt 2.1.1, S. 31 ff.) sind arbeitsmedizinische Vorsorgen in folgenden Fällen vorgesehen:

- Pflichtvorsorge bei Tätigkeiten mit krebserzeugenden Gefahrstoffen, z. B. Benzol, Asbest, bestimmte Lösungsmittel
- Angebotsvorsorge bei Tätigkeiten mit hautresorptiven oder sensibilisierenden Stoffen
- Wunschvorsorge bei subjektiv empfundener Belastung

5.5.4 Praktische Umsetzung in der arbeitsmedizinischen Sprechstunde

Die in der Arbeitsmedizin tätige Ärztin und Arzt orientiert sich bei der Bewertung an:

- Berufsspezifischen Expositionen (z. B. Beschäftigte im Friseur- bzw. Lackierhandwerk, Pflegepersonal, Laborbeschäftigte)
- Tätigkeitsbeschreibung und Sicherheitsdatenblatt
- Gefährdungsbeurteilung des Arbeitgebenden
- Individuellen Faktoren wie Vorerkrankungen, Hauterkrankungen, Allergien

Ziel ist eine individuelle Einschätzung der gesundheitlichen Risiken mit Empfehlungen zur Tauglichkeit, zum Impfschutz, zur Schutzausrüstung oder ggfs. auch zu Einsatzbeschränkungen.

5.5.5 Hinweis zur Abgrenzung

Die Gefahrstoffverordnung unterscheidet sich von anderen Regelwerken durch ihren Fokus auf chemische Risiken. Bei biologischen Arbeitsstoffen (z. B. Viren, Bakterien) findet die Biostoffverordnung Anwendung (▶ Kap. 5.4). Bei physikalischen Belastungen wie Lärm oder Vibration gelten andere Vorschriften (z. B. Lärmschutzverordnung, ▶ Kap. 5.7).

Eine detaillierte Auflistung aller gefahrstoffbedingten Vorsorgeanlässe erfolgt nicht, da sie im Einzelfall aus der Kombination von Stoffdaten, Arbeitsplatzbeschreibung und Gefährdungsbeurteilung hervorgeht. Zur praktischen Einschätzung sollten immer die oben genannten Quellen herangezogen werden.

5.6 Tätigkeiten mit Gefährdung der Haut

In den vorangegangenen Abschnitten zu Gefahrstoffen wurde auf eine detaillierte Betrachtung einzelner Substanzen bewusst verzichtet. Im Gegensatz dazu erfolgt in diesem Kapitel eine spezifische Darstellung arbeitsbedingter Hautbelastungen, da berufsbedingte Hauterkrankungen zu den häufigsten Berufserkrankungen zählen und in der arbeitsmedizinischen Praxis regelmäßig relevant sind.

5.6.1 Rechtliche Grundlage

Die arbeitsmedizinische Vorsorge bei hautbelastenden Tätigkeiten ist in der Verordnung zur arbeitsmedizinischen Vorsorge (ArbMedVV, 2019) sowie den DGUV-Empfehlungen 2024 geregelt. Grundlage für die konkrete Durchführung ist die Gefährdungsbeurteilung der arbeitgebenden Stelle.

Hautbelastende Tätigkeiten umfassen insbesondere Feuchtarbeit, den Umgang mit hautresorptiven, irritativen oder sensibilisierenden Gefahrstoffen sowie physikalische Belastungen (z. B. Reibung, Kälte, Hitze) oder biologische Einwirkungen. Die TRGS 401 konkretisiert die Begriffsdefinitionen und Schutzmaßnahmen bei Gefährdung durch Hautkontakt (TRGS 401, 2024).

5.6.2 Indikationsstellung

Die arbeitsmedizinische Vorsorge bei hautbelastenden Tätigkeiten wird auf Basis der Gefährdungsbeurteilung durchgeführt. Entscheidend ist nicht nur das Vorhandensein eines Gefahrstoffs, sondern das tatsächliche Expositionsrisiko durch Hautkontakt oder hautbelastende Arbeitsbedingungen. Die arbeitsmedizinische Vorsorge kann als Pflicht-, Angebots- oder Wunschvorsorge erfolgen, abhängig von Art, Ausmaß und Dauer der Exposition (▸ Tab. 5.1).

Pflichtvorsorge ist z. B. erforderlich bei:

- Regelmäßiger Feuchtarbeit ≥ 4 Stunden täglich
- Exposition gegenüber Isocyanaten mit möglichem Hautkontakt oder bei Überschreiten des Luftgrenzwerts
- Arbeiten mit bestimmten Epoxidharzen oder Naturgummilatexhandschuhen mit hohem Proteingehalt

Exkurs: »Proteingehalt« im Handschuh

Naturlatex wird aus dem Milchsaft des Kautschukbaums (*Hevea brasiliensis*) gewonnen. Dieser Saft enthält von Natur aus pflanzliche Eiweiße (Proteine). Beim Herstellungsprozess von Latexhandschuhen bleiben Teile dieser Proteine im Handschuhmaterial zurück, insbesondere wenn der Handschuh nicht gründlich gewaschen oder behandelt wurde.

Warum ist das problematisch?

Diese natürlichen Latexproteine können bei empfindlichen Personen allergische Reaktionen vom Soforttyp (Typ I) auslösen. Dazu zählen:

- Hautreaktionen (Quaddeln, Rötung)
- Asthmaanfälle
- Im Extremfall sogar anaphylaktische Reaktionen

Was sagt der Wert aus?

Der Wert in Mikrogramm Protein pro Gramm Handschuhmaterial (µg/g) gibt an, wie viel dieser allergieauslösenden Proteine im Handschuh noch vorhanden und extrahierbar sind.

Beispiel: Ein Handschuh mit 40 µg/g enthält *mehr als 30 Mikrogramm extrahierbares Protein pro Gramm Material.* Dies gilt laut DGUV-Empfehlungen als *relevante Exposition*, bei der eine Pflichtvorsorge erforderlich ist.

Warum ist dieser Wert wichtig?

- Je höher der Proteingehalt, desto höher das Risiko, eine Latexallergie zu entwickeln.
- Moderne Handschuhe sind häufig gewaschen oder chloriert, wodurch der Proteingehalt stark reduziert wird (BGW, 2025).

Angebotsvorsorge ist z. B. durchzuführen bei:

- Regelmäßiger Feuchtarbeit zwischen 2 und 4 Stunden täglich
- Exposition gegenüber hautsensibilisierenden Stoffen ohne Pflichtvorsorgeindikation

Wunschvorsorge ist zu ermöglichen, sofern durch die Arbeitsbedingungen keine Gesundheitsgefährdung zu erwarten ist.

Tab. 5.1: Übersicht zu Vorsorgearten bei hautbelastenden Tätigkeiten (Quelle: DGUV, 2024, S. 269; TRGS 401, 2024, S. 28–30).

Exposition/Tätigkeit	Vorsorgeart	Bemerkung
Feuchtarbeit ≥ 4 h/Tag	Pflichtvorsorge	z. B. Pflege, Reinigung, Küche
Feuchtarbeit 2–4 h/Tag	Angebotsvorsorge	individuell bewerten

Tab. 5.1: Übersicht zu Vorsorgearten bei hautbelastenden Tätigkeiten (Quelle: DGUV, 2024, S. 269; TRGS 401, 2024, S. 28–30). – Fortsetzung

Exposition/Tätigkeit	Vorsorgeart	Bemerkung
Isocyanate (Hautkontakt möglich)	Pflicht- oder Angebotsvorsorge	abhängig von Luftkonzentration
Umgang mit hautsensibilisierenden Stoffen (z. B. Epoxide, Acrylate)	Angebotsvorsorge	siehe TRGS 401
Wunsch der beschäftigten Person	Wunschvorsorge	immer zu ermöglichen

Die Indikation zur Vorsorge ergibt sich aus der Art der Tätigkeit, der Häufigkeit des Hautkontakts sowie der Eigenschaften der eingesetzten Stoffe. Eine besondere Rolle spielen:

- Feuchtarbeit, z. B. durch häufiges Händewaschen, Tragen flüssigkeitsdichter Handschuhe oder Arbeiten im feuchten Milieu
- Kontakt zu hautgefährdenden Gefahrstoffen gemäß Kennzeichnung (H315, H317, H318, EUH066 etc.)
- Kontakt zu hautresorptiven Stoffen mit systemischer Wirkung (H310, H311, H312)
- Physikalische Einwirkungen, z. B. mechanische Belastung, Reibung, Hitze und Kälte
- Exponierte Körperregionen, insbesondere Hände und Unterarme
- Branchenspezifische Risiken, etwa im Friseurhandwerk, in der Reinigung oder Metallverarbeitung (▶ Tab. 5.2)

Tab. 5.2: Beispiele für Tätigkeiten mit hautbelastenden Expositionen (Quelle: DGUV, 2024, S. 272; TRGS 401, 2024, Anhang 1–3).

Branche/Tätigkeit	Mögliche Exposition	Typische Belastung
Gesundheitsdienst	Händewaschen, Desinfektion, Handschuhe	Feuchtarbeit, Irritanzien
Reinigung	Reinigungsmittel, Wasser, Latexhandschuhe	Feuchtarbeit, Chemikalien
Friseurbereich	Haarfärbemittel, Desinfektion	Sensibilisierende Stoffe
Baugewerbe	Zement, Lösemittel, mechanische Einwirkung	Hautresorption, Irritation
Metallverarbeitung	Kühlschmierstoffe, Öle, Späne	Hautkontakt, abrasiv
Lebensmittelbranche	häufiges Händewaschen, Kontakt mit organischem Material	Feuchtarbeit, irritativ

5.6.3 Gesundheitliche Belastungen

Beruflich bedingte Hauterkrankungen gehören zu den häufigsten anerkannten Berufskrankheiten und nehmen seit Jahren eine zentrale Rolle in der arbeitsmedizinischen Praxis ein. Die gesundheitlichen Folgen können von lokal begrenzten Hautirritationen bis hin zu chronisch-rezidivierenden Ekzemen mit Arbeitsunfähigkeit reichen.

Die Haut reagiert auf berufliche Belastungen häufig mit entzündlichen Veränderungen im Sinne eines irritativen oder allergischen Ekzems. Die typischen betroffenen Körperstellen sind die Hände, insbesondere Handrücken, Fingerzwischenräume und Beugeseiten der Finger. Auch Gesicht und Unterarme können betroffen sein, insbesondere bei aerosolbildenden Tätigkeiten.

Mögliche gesundheitliche Auswirkungen sind:

- Irritative Kontaktekzeme durch wiederholte Reizung der Hautbarriere (z. B. bei Feuchtarbeit)
- Allergische Kontaktekzeme (Typ-IV-Reaktion) auf sensibilisierende Arbeitsstoffe
- Atopisch getriggertes Handekzem bei entsprechender Disposition
- Aerogene allergische Reaktionen im Gesicht
- Hautresorption von toxischen Stoffen mit systemischer Wirkung
- Exazerbation bestehender Dermatosen (z. B. Psoriasis, Ichthyosen) unter beruflicher Belastung
- Potenzielle Chronifizierung mit sozialmedizinischen und versicherungsrechtlichen Folgen

Die gesundheitliche Belastung wird verstärkt durch unzureichenden Hautschutz, falschen oder zu häufigen Handschuheinsatz, inadäquate Hautreinigung oder eine mangelhafte Umsetzung von Hautschutzplänen. Auch klimatische Bedingungen am Arbeitsplatz, das Tragen dichter Schutzkleidung oder häufiger Handschuhwechsel bei gleichzeitig erhöhter Hautfeuchtigkeit können das Risiko weiter erhöhen.

Die am häufigsten auftretenden Krankheitsbilder sind (▸ Tab. 5.3):

Tab. 5.3: Übersicht typischer beruflich bedingter Hauterkrankungen (Quelle: DGUV, 2024, S. 275–277).

Krankheitsbild	Beschreibung	Relevanz in der Arbeitsmedizin
Irritatives Kontaktekzem	Schuppung, Rötung, Rhagaden durch kumulative Reize	häufigstes berufsbedingtes Ekzem
Allergisches Kontaktekzem	Spätreaktion nach Hautkontakt mit Sensibilisator	mögliche BK, relevante Exposition entscheidend
Atopisches Ekzem	genetisch bedingte Hauterkrankung, ausgelöst oder	erhöhte Empfindlichkeit bei Feuchtarbeit

Tab. 5.3: Übersicht typischer beruflich bedingter Hauterkrankungen (Quelle: DGUV, 2024, S. 275–277). – Fortsetzung

Krankheitsbild	Beschreibung	Relevanz in der Arbeitsmedizin
	verschlechtert durch Arbeitsbedingungen	
Aerogenes Kontaktekzem	allergische Reaktion durch luftgetragene Allergene	v. a. im Gesicht und bei Friseur-, Labor- oder Pflegeberufen
Psoriasis (Köbner-Phänomen)	schuppende Herde durch mechanische Reize	Relevanz bei körperlich belastender Tätigkeit
Hautresorption toxischer Stoffe	systemische Toxizität durch Aufnahme über die Haut	z. B. Lösungsmittel, Pestizide

5.6.4 Strukturierte Anamnese und Untersuchung

Die arbeitsmedizinische Vorsorge bei hautbelastenden Tätigkeiten beginnt mit einer Anamnese. Ziel ist es, individuelle Dispositionen sowie erste klinische Hinweise auf mögliche Hauterkrankungen zu erfassen. Die körperliche Untersuchung ergänzt die Anamnese bei entsprechendem klinischem Verdacht.

Anamnese

Die Anamneseerhebung umfasst sowohl arbeitsbezogene als auch individuelle Aspekte. Folgende Inhalte sind besonders relevant:

- Aktuelle und frühere Beschwerden wie Juckreiz, Rötungen, Schuppung, Bläschenbildung oder Risse an Händen, Unterarmen oder im Gesicht
- Vorliegen vorbestehender Hauterkrankungen, z. B. atopisches Ekzem, Psoriasis oder Ichthyosen
- Hinweise auf eine familiäre Disposition (z. B. Neurodermitis, Allergien)
- Vorangegangene beruflich bedingte Hautreaktionen
- Angaben zur bisherigen Nutzung von Schutzhandschuhen und Hautmitteln
- Subjektive Akzeptanz und Verträglichkeit der eingesetzten Produkte
- Beruflicher Verlauf mit Wechseln von Tätigkeiten mit oder ohne Hautbelastung

Besondere Aufmerksamkeit gilt Hautsymptomen im Bereich der Hände. Dies sind häufig die ersten Manifestationsorte berufsbedingter Dermatosen. Auch die Reaktion auf Hautschutzmittel, Reinigungs- oder Desinfektionsmittel sollte dokumentiert werden.

Untersuchung

Die körperliche Untersuchung erfolgt nach ärztlichem Ermessen. Sie richtet sich nach den Angaben aus Anamnese und Arbeitsanamnese. Ziel ist die objektive Beurteilung der exponierten Hautareale sowie die Einschätzung möglicher Zusammenhänge mit der beruflichen Tätigkeit.

Untersucht werden i. d. R.:

- Hände, Fingerzwischenräume, Handrücken und Handflächen
- Unterarme und ggf. Gesicht
- Sichtbare Hautareale bei spezifischer Exposition (z. B. Hals bei Friseurpersonal, Beine bei Baugewerbe)

Es wird auf folgende Befunde geachtet:

- Erytheme, Schuppung, Rhagaden, Papeln oder Bläschen
- Zeichen chronischer Reizung (z. B. Lichenifikation, Hyperkeratosen)
- Hauttrockenheit, Ekzemherde, Anzeichen für Hyperhidrose

In unklaren Fällen oder bei Verdacht auf berufsbedingte Erkrankungen kann eine gezielte dermatologische Mitbeurteilung veranlasst werden.

Ein Hautstatus ist insbesondere bei Wiederholungsuntersuchungen hilfreich, um den Verlauf zu dokumentieren und präventive Maßnahmen zu überprüfen.

5.6.5 Bewertung der Untersuchungsergebnisse

Die arbeitsmedizinische Beurteilung erfolgt auf Grundlage der individuellen Anamnese, der Arbeitsplatzverhältnisse und der bei der Vorsorge erhobenen Befunde. Ziel ist eine differenzierte Einschätzung, ob die untersuchte Person die Tätigkeit ohne gesundheitliche Gefährdung ausüben kann oder ob arbeitsmedizinische Empfehlungen ausgesprochen werden sollten.

Die Entscheidung stützt sich auf folgende Kriterien:

- Vorliegen einer aktuellen oder rezidivierenden Hauterkrankung (z. B. Ekzem, Psoriasis, allergische Reaktion)
- Zusammenhang zwischen Symptomen und Tätigkeit oder Arbeitsplatzexposition
- Hinweise auf eine verminderte Hautbarrierefunktion oder Hautempfindlichkeit
- Bisherige Verlaufsschilderung, z. B. Besserung in arbeitsfreier Zeit, Verschlechterung im Dienst
- Einhaltung und Wirkung bestehender Schutzmaßnahmen

Die wichtigsten Befundkonstellationen lassen sich wie folgt strukturieren (▸ Tab. 5.4):

Tab. 5.4: Bewertungskriterien bei hautbelastenden Tätigkeiten (Quelle: DGUV, 2024, S. 279–282).

Befundlage	Beurteilung	Empfehlung
Keine relevanten Hautveränderungen, keine Beschwerden	uneingeschränkte Tätigkeit möglich	regelmäßige Vorsorge, Hautschutzplan beibehalten
Leichte Ekzeme, gute Heilungstendenz, Zusammenhang mit Arbeitsplatz möglich	Tätigkeit möglich, unter Voraussetzung optimierter Schutzmaßnahmen	Empfehlung zur Substitution, PSA-Anpassung, Schulung zu Hautmitteln
Wiederholt rückfällige oder schwere Ekzeme	eingeschränkte Belastbarkeit	verkürzte Vorsorgefristen, ggf. Arbeitsplatzanpassung
Allergische Dermatosen mit nachgewiesener Sensibilisierung auf Arbeitsplatzstoff	Tätigkeit nicht geeignet bei unvermeidbarer Exposition	Tätigkeitswechsel erwägen (nur mit Zustimmung der betroffenen Person)
Psoriasis mit Effloreszenzen, atopisches Ekzem in Belastungsarealen	erhöhte gesundheitliche Gefährdung	differenzierte Einzelfallentscheidung, ggf. Arbeitsplatzmodifikation

5.6.6 Empfehlungen zur Beratung und Dokumentation

Ziel der arbeitsmedizinischen Beratung bei hautbelastenden Tätigkeiten ist die Prävention berufsbedingter Hauterkrankungen durch fundierte Information, individuelle Empfehlungen und strukturierte Dokumentation. Dabei soll sowohl auf Gefährdungspotenziale als auch auf Schutzmöglichkeiten eingegangen werden.

Die Beratung erfolgt auf Grundlage der Gefährdungsbeurteilung, der individuellen Hautkonstitution sowie der tatsächlich ausgeübten Tätigkeit. Inhaltlich umfasst sie:

- Informationen zu typischen Hautrisiken am Arbeitsplatz
- Maßnahmen des Hautschutzes, insbesondere die sachgerechte Anwendung von Hautschutz-, Reinigungs- und Pflegemitteln gemäß Arbeitsplatzanforderung
- Hinweise zur Auswahl geeigneter Schutzhandschuhe (Tragezeiten, Material, Innenfutter)
- Rückmeldung zur Akzeptanz, Verträglichkeit und Anwendbarkeit der eingesetzten Hautmittel
- Gespräch über frühere oder bestehende Hautveränderungen und deren möglichen Zusammenhang mit beruflicher Belastung

Für die betriebliche Umsetzung und Prävention sollten folgende Materialien ergänzend ausgehändigt oder im Unternehmen eingeführt werden:

- *DGUV Information 212–017* zur Auswahl und Anwendung von Hautmitteln
- *DGUV Information 250–005* mit einem empfohlenen Verfahrensablauf beim Auftreten von Hauterkrankungen
- *DGUV Regel 112–195* zur sachgerechten Auswahl und Verwendung von Schutzhandschuhen

Zur Planung geeigneter technischer und organisatorischer Schutzmaßnahmen kann *Anhang 5 der TRGS 401* herangezogen werden. Dort sind beispielhaft Maßnahmen wie geschlossene Systeme, automatische Dosierhilfen oder der Einsatz hautfreundlicher Ersatzstoffe benannt. Diese werden im Rahmen der Gefährdungsbeurteilung durch die verantwortliche Fachkraft für Arbeitssicherheit oder die in der Arbeitsmedizin tätige Ärztin oder Arzt berücksichtigt.

Die Dokumentation der Beratung erfolgt entsprechend AMR 6.3. Inhalt sind: Anlass, Art der Exposition, empfohlene Schutzmaßnahmen und etwaige Empfehlungen zur weiteren Abklärung. Eine Ablehnung der Untersuchung wird vermerkt, jedoch nicht in der Vorsorgebescheinigung aufgeführt.

5.7 Tätigkeiten mit physikalischer Einwirkung: Lärm

5.7.1 Rechtliche Grundlagen

Lärmeinwirkungen am Arbeitsplatz unterliegen in Deutschland klaren rechtlichen Regelungen. Die arbeitsmedizinische Vorsorge bei Tätigkeiten mit Lärmbelastung ist in folgenden Vorschriften verankert:

- Lärm- und Vibrations-Arbeitsschutzverordnung (LärmVibrationsArbSchV): Sie definiert Auslösewerte und Maßnahmen bei Lärmbelastung am Arbeitsplatz
- Verordnung zur arbeitsmedizinischen Vorsorge (ArbMedVV): Diese regelt die Pflicht-, Angebots- und Wunschvorsorge in Abhängigkeit von Art und Intensität der Lärmbelastung
- DGUV-Empfehlungen zur arbeitsmedizinischen Vorsorge (2024): Sie konkretisieren die Anforderungen an Vorsorgeanlässe bei Lärm, z. B. ab einem Tages-Lärmexpositionspegel von 80 dB(A)

Ziel ist es, Frühschäden des Hörorgans zu erkennen und präventive Maßnahmen einzuleiten. Eine besondere Rolle kommt der arbeitsmedizinischen Vorsorge zu, wenn lärmbedingte Gehörgefährdungen trotz technischer Schutzmaßnahmen nicht ausgeschlossen werden können.

5.7.2 Indikationsstellung

Die arbeitsmedizinische Vorsorge bei Lärmbelastung richtet sich nach dem Tages-Lärmexpositionspegel (LEX,8 h), also dem über acht Stunden gemittelten bewerteten Schalldruckpegel, sowie dem Spitzen-Schalldruckpegel (LCpeak), der die kurzfristige Maximalbelastung durch Impulslärm beschreibt.

Abhängig von der Intensität der Lärmbelastung und weiteren Einflussfaktoren unterscheidet die DGUV drei Vorsorgearten (▸ Tab. 5.5):

Tab. 5.5: Vorsorgearten Lärmbelastung (Quelle: DGUV-Empfehlungen für arbeitsmedizinische Beratungen und Untersuchungen 2024, S. 925).

Vorsorgeart	Indikation
Pflichtvorsorge	bei einem LEX,8 h ≥ 85 dB(A) oder zusätzlicher Exposition gegenüber ototoxischen Stoffen
Angebotsvorsorge	bei einem LEX,8 h ≥ 80 dB(A) oder einem LCpeak ≥ 135 dB(C), sofern keine Pflichtvorsorge greift
Wunschvorsorge	auf Wunsch der Beschäftigten, auch bei Lärmwerten unterhalb der Auslösewerte

Hinweis

Die Angabe dB(A) bezeichnet einen nach der Frequenzbewertungskurve A gewichteten Schalldruckpegel, der das menschliche Hörvermögen berücksichtigt. dB(C) steht für einen nach der C-Kurve gewichteten Schalldruckpegel, der sich besonders zur Bewertung von Spitzen- und Impulslärm eignet.

Die Vorsorge dient der Früherkennung lärminduzierter Hörminderungen und der präventiven Beratung zum Schutz des Gehörs. Neben dem Lärmpegel sind individuelle Faktoren wie vorbestehende Hörstörungen, Freizeitlärm (z. B. Musik, Schießen) sowie der gleichzeitige Kontakt zu ototoxischen Arbeitsstoffen oder Medikamenten zu berücksichtigen (siehe Zusatzmaterial 14).

5.7.3 Gesundheitliche Belastungen

Eine chronische oder wiederholte Lärmbelastung kann zu einer Reihe gesundheitlicher Beeinträchtigungen führen. Zunächst ist die lärminduzierte Schwerhörigkeit die bekannteste und zugleich häufigste Folge beruflicher Lärmeinwirkung und stellt eine anerkannte Berufskrankheit (BK 2301) dar. Doch die gesundheitlichen Folgen beschränken sich nicht allein auf Außen-, Mittel- und Innenohr (▸ Abb. 5.2), sondern betreffen auch andere Organsysteme.

Weitere mögliche Erkrankungen und Beschwerden im Zusammenhang mit beruflicher Lärmexposition sind:

- Lärm-Tinnitus: dauerhafte Ohrgeräusche, ausgelöst oder verstärkt durch Lärm
- Lärmüberempfindlichkeit (Hyperakusis): übersteigerte subjektive Lärmwahrnehmung
- Auditive Verarbeitungs- und Wahrnehmungsstörungen (AVWS): insbesondere bei Jugendlichen und jungen Erwachsenen mit intaktem peripherem Gehör
- Zentrale Hörstörungen, z. B. nach akustischem Trauma
- Psychovegetative Beschwerden: Schlafstörungen, chronischer Stress, Blutdruckveränderungen
- Lärmassoziierte Konzentrations- und Leistungsstörungen
- Soziale Beeinträchtigungen: insbesondere durch Kommunikationsschwierigkeiten in lärmintensiven Arbeitsumgebungen

Diese vielfältigen Auswirkungen unterstreichen die Relevanz einer frühzeitigen Erkennung und Beratung im Rahmen der arbeitsmedizinischen Vorsorge. Dabei ist auch zu beachten, dass ototoxische Stoffe und Medikamente das Risiko zusätzlicher Hörschäden erheblich erhöhen können.

5.7.4 Strukturierte Anamnese und Untersuchung

Die Anamnese bei Vorsorgeuntersuchungen im Lärmbereich sollte auf folgende Punkte eingehen.

Anamnese:

- Berufliche Exposition gegenüber Lärm (Art, Dauer, Intensität)
- Frühere Tätigkeiten mit Lärmbelastung, auch aus dem privaten Bereich (z. B. Musik, Motorsport)
- Vorbekannte Hörstörungen oder Ohrenkrankheiten (z. B. Otitis media, Tinnitus, Lärmschwerhörigkeit)
- Begleitende Erkrankungen (z. B. Diabetes, Hypertonie)
- Einnahme ototoxischer Medikamente (siehe Zusatzmaterial 14)
- Subjektive Beschwerden: Hörminderung, Ohrgeräusche, Druckgefühl, Gleichgewichtsstörungen
- Tragen und Akzeptanz von Gehörschutzmitteln

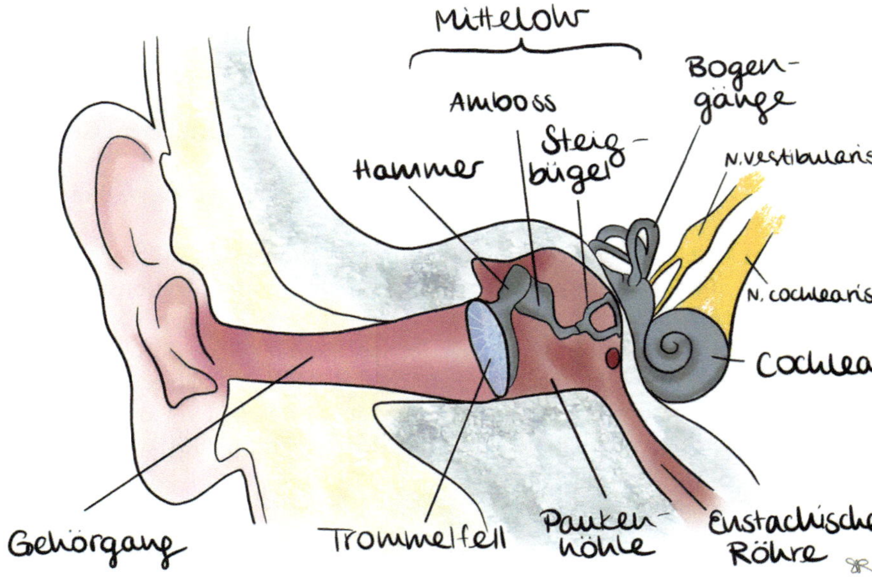

Abb. 5.2: Anatomischer Aufbau des menschlichen Ohres mit Darstellung von äußerem Ohr, Mittelohr und Innenohr (Modifiziert nach: AMBOSS, o. J.d; Grafik: Sophia Rudolf)

Untersuchung

Die körperliche Untersuchung umfasst insbesondere die Otoskopie zur Beurteilung der äußeren Gehörgänge und des Trommelfells. Diese sollte unter guten Lichtverhältnissen und mit einem medizinischen Otoskop erfolgen. Ziel ist der Ausschluss von:

- Cerumen obturans (Ohrschmalzpfropf)
- Entzündlichen Veränderungen des äußeren Gehörgangs
- Trommelfellveränderungen (z. B. Retraktionen, Narben, Perforationen)
- Anzeichen akuter oder chronischer Otitiden

Die Ergebnisse sind nachvollziehbar zu dokumentieren und fließen in die Entscheidung über die weitere apparative Diagnostik ein.

Praktische Durchführung einer Otoskopie – Einzelschritte

1. Händedesinfektion und Erklärung der Untersuchung gegenüber der zu untersuchenden Person
2. Kontrolle des Otoskops auf Funktion und sauberen Aufsatz (Einmalspekulum verwenden)
3. Untersuchung in ruhiger Umgebung, idealerweise im Sitzen

4. Ohrmuschel vorsichtig nach hinten/oben ziehen (bei Erwachsenen), um den Gehörgang zu begradigen
5. Spekulum vorsichtig in den äußeren Gehörgang einführen, dabei das Otoskop wie einen Stift halten und mit dem Handrücken an der Wange der Patientin/des Patienten abstützen (Verletzungsprophylaxe bei Bewegung)
6. Inspektion des Gehörgangs auf Fremdkörper, Cerumen, Entzündungszeichen
7. Beurteilung des Trommelfells: Farbe, Transparenz, Lichtreflex, intakt oder perforiert
8. Wiederholung ggf. am zweiten Ohr in gleicher Weise
9. Dokumentation der Befunde (z. B. »re/li: Trommelfell reizlos, intakt, Lichtreflex regelrecht«)

5.7.5 Apparative Diagnostik

Die apparative Diagnostik bei arbeitsmedizinischen Vorsorgeuntersuchungen im Lärmbereich umfasst insbesondere die Tonschwellenaudiometrie, ergänzt durch gegebenenfalls weiterführende Verfahren. Die Durchführung und Bewertung richtet sich nach den Empfehlungen der DGUV sowie den entsprechenden DIN-Normen (▶ Tab. 5.6).

Einführung in die Audiometrie

Vor der Durchführung einer Audiometrie ist sicherzustellen, dass das Gehör der untersuchten Person mindestens 14 Stunden lang keiner Schalleinwirkung ≥ 80 dB(A) ausgesetzt war. Dies schließt auch Freizeitlärm ein. In der Praxis kommt es jedoch häufig vor, dass vor der Untersuchung eine Schalleinwirkung stattgefunden hat. In solchen Fällen sollte eine erneute Untersuchung zu einem späteren Zeitpunkt eingeplant werden, um sicherzustellen, dass die Ergebnisse nicht durch vorangegangenen Lärm beeinflusst werden.

Erstuntersuchung (▶ Tab. 5.6)

- Tonaudiometrie in Luftleitung (1–6 kHz)

Tab. 5.6: Hörverlustgrenzwerte für Erstuntersuchungen Frauen & Männer (Quelle: DGUV-Empfehlungen für arbeitsmedizinische Beratungen und Untersuchungen 2024, S. 937).

Lebensalter (L) in Jahren	**Frequenz in kHz**				
	1	**2**	**3**	**4**	**6**
	Frauen				
L ≤ 30	15	15	15	15	15

Tab. 5.6: Hörverlustgrenzwerte für Erstuntersuchungen Frauen & Männer (Quelle: DGUV-Empfehlungen für arbeitsmedizinische Beratungen und Untersuchungen 2024, S. 937). – Fortsetzung

Lebensalter (L) in Jahren	**Frequenz in kHz**				
	1	**2**	**3**	**4**	**6**
30 < L ≤ 35	15	15	20	20	25
35 < L ≤ 40	15	15	20	20	25
40 < L ≤ 45	15	20	20	25	25
L > 45	20	20	25	25	30
Männer					
L ≤ 30	15	15	15	15	15
30 < L ≤ 35	15	15	20	20	25
35 < L ≤ 40	15	15	20	25	30
40 < L ≤ 45	15	20	25	30	35
L > 45	20	25	30	35	40

Nachuntersuchung (▸ Tab. 5.7)

- Wiederholung der audiometrischen Untersuchung
- Optional: Audiometrie mit Gehörschutz zur Beurteilung individueller Schutzwirkung. Dabei ist zu berücksichtigen, dass individuell angepasste Otoplastiken im Laufe der Zeit nicht mehr optimal sitzen können. Veränderungen des Ohrknorpels und des Gehörgangs, die natürlicherweise im Laufe des Lebens auftreten, können die Passform verändern und dadurch die Dämmwirkung verringern. Die DGUV empfiehlt daher regelmäßige Funktionsprüfungen, spätestens alle drei Jahre, um die Schutzwirkung sicherzustellen.

Tab. 5.7: Hörverlustgrenzen für weitere Untersuchungen (Quelle: DGUV-Empfehlungen für arbeitsmedizinische Beratungen und Untersuchungen 2024, S. 938).

Lebensalter (Jahre)	**Summe des Hörverlustes bei 2,3 und 4 kHz (dB)**
Frauen	
≤ 20	40
20 < L ≤ 25	40
25 < L ≤ 30	40
30 < L ≤ 35	50
35 < L ≤ 40	50
40 < L ≤ 45	60
45 < L ≤ 50	65
L > 50	100

Tab. 5.7: Hörverlustgrenzen für weitere Untersuchungen (Quelle: DGUV-Empfehlungen für arbeitsmedizinische Beratungen und Untersuchungen 2024, S. 938). – Fortsetzung

Lebensalter (Jahre)	Summe des Hörverlustes bei 2,3 und 4 kHz (dB)
	Männer
≤ 20	40
20 < L ≤ 25	40
25 < L ≤ 30	40
30 < L ≤ 35	50
35 < L ≤ 40	55
40 < L ≤ 45	70
45 < L ≤ 50	85
L > 50	125

Ergänzungsuntersuchung – Lärm II (bei Auffälligkeiten ▶ Tab. 5.8)

- Otoskopie
- Weber-Test (siehe Zusatzmaterial 15)
- Hörtest in Luftleitung (0,5–8 kHz) und Knochenleitung (0,5–4/6 kHz)

Gründe für Lärm II:

- Operationen am Ohr
- Hörsturz in der Vorgeschichte
- Schwindel, Ohrgeräusche, Ohrentzündungen
- Überschreitung der Hörverlustgrenzwerte laut Tab. ▶ 5.6 oder ▶ Tab. 5.7
- Hörverlustanstieg um > 30 dB in drei Jahren bei 2, 3 und 4 kHz

Erweiterte Ergänzungsuntersuchung – Lärm III

Die Lärm-III-Untersuchung erfolgt, wenn sich im Rahmen der vorherigen Vorsorgeuntersuchungen (z. B. Lärm II) ein bestätigter Hörverlust zeigt, der die definierten Grenzwerte erreicht oder überschreitet (▶ Tab. 5.8). Ziel ist die umfassende Abklärung möglicher lärmbedingter Innenohrschädigungen.

Hinweis

Von der erneuten Durchführung einer erweiterten Ergänzungsuntersuchung Lärm III kann abgesehen werden, wenn die Hörverluste gegenüber der letzten Nachuntersuchung nicht weiter zugenommen haben.

Tab. 5.8: Hörverlustgrenze für Ergänzungsuntersuchungen (Quelle: DGUV-Empfehlungen für arbeitsmedizinische Beratungen und Untersuchungen 2024, S. 939).

Geschlecht	Hörverlust bei 2 kHz (dB)
Frauen	25
Männer	30

Untersuchungsumfang bei Lärm III:

- Otoskopie: Beurteilung des äußeren Gehörgangs und Trommelfells auf Entzündungen, Perforationen oder andere Auffälligkeiten
- Tonaudiometrie in Luft- und Knochenleitung: Ermittlung der Hörschwelle über einen erweiterten Frequenzbereich, um Art und Ausmaß der Hörminderung genau zu erfassen
- Sprachaudiogramm: Prüfung des Sprachverstehens bei verschiedenen Lautstärken (z. B. 50, 65, 80, 95 dB) anhand standardisierter Zahlen- und Einsilbertests. Dies erlaubt eine realitätsnahe Einschätzung der kommunikativen Einschränkung
- Tympanometrie: Messung der Trommelfellbeweglichkeit zur Beurteilung der Mittelohrfunktion
- Stapediusreflexmessung: Überprüfung der Funktion des Mittelohrreflexes, der vor plötzlich auftretenden erhöhten Schalldruckpegeln schützt
- Impedanzmessung: Technische Messung der Widerstände im Mittelohrsystem (z. B. bei Tubenfunktionsstörungen oder Erguss)

Diese Zusatzuntersuchungen ermöglichen eine differenzierte medizinische Bewertung, ob eine lärmbedingte Schädigung vorliegt, und bilden die Grundlage für eine weiterführende arbeitsmedizinische Empfehlung oder ggf. eine Meldung an den Unfallversicherungsträger.

Wichtig: In der Praxis erfolgt Lärm III meist in fachärztlicher HNO-Zusatzdiagnostik. Die damit verbundenen Kosten gelten im Rahmen der ArbMedVV weiterhin als Bestandteil der arbeitsmedizinischen Vorsorge und sind vom Arbeitgeber zu tragen.

Fehlerhafte Audiometriebefunde: Erhöhte Zahlen falschpositiver Befunde bei Untersuchungen nach diesem Grundsatz werden insbesondere dann auftreten, wenn zu schnell audiometriert wird. Darüber hinaus führt auch die Nichtbeachtung der Anforderungen an die Durchführung (z. B. Einhaltung der Ruhezeit vor der Messung oder falsche Geräteanwendung) zu Fehlmessungen.

Schallleitungsstörungen: Eine Schallleitungsstörung stellt sich im Tonaudiogramm durch eine Differenz des Luft-/Knochenleitungshörverlusts von mindestens 15 dB bei mindestens zwei Frequenzen dar. Liegt keine Schallleitungsstörung vor, sollte die Knochenleitungskurve anhand der Luftleitungshörschwelle beurteilt werden (► Abb. 5.3).

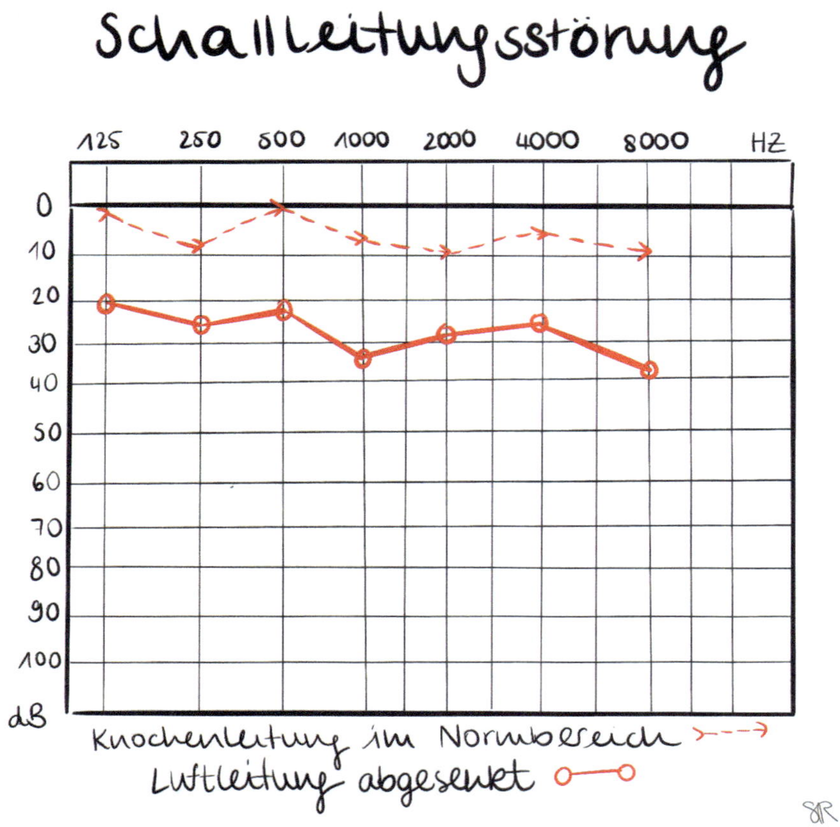

Abb. 5.3: Schallleitungsstörung (Modifiziert nach: Universitätsklinikum Freiburg, o.J.b; Grafik: Sophia Rudolf)

5.7.6 Bewertung der Untersuchungsergebnisse

Die arbeitsmedizinische Beurteilung im Rahmen der Lärmvorsorge erfolgt stets im Kontext der individuellen Gefährdungsbeurteilung sowie der tatsächlichen Arbeitsplatzbedingungen. Ziel ist es, auf Basis von Anamnese, klinischer Untersuchung und apparativer Diagnostik zu prüfen, ob gesundheitliche Beeinträchtigungen vorliegen, die die weitere Ausübung der Tätigkeit beeinträchtigen oder besondere Schutzmaßnahmen erforderlich machen.

Relevante Krankheitsbilder für die Beurteilung (▸ Abb. 5.4, ▸ Abb. 5.5):

- Beginnende oder manifeste Lärmschwerhörigkeiten
- Endogene Schwerhörigkeiten (z. B. angeborene Hörverluste, Erkrankungen von Mittel- oder Innenohr, Hörnervenstörungen)
- Traumatische Ereignisse mit bleibendem Hörverlust

- Unklare audiologische Befunde, insbesondere bei auffälliger Diskrepanz zwischen subjektivem Hörempfinden und objektiven Testergebnissen
- Erkrankungen des äußeren Ohrs, die die Benutzung von persönlicher Schutzausrüstung (z. B. Gehörschutz) erschweren oder unmöglich machen (z. B. Ekzeme, Sekretion, Entzündungen)

Einordnung der Untersuchungsergebnisse:

1. Keine Erkenntnisse, die Maßnahmen erfordern: Bei Personen ohne krankhafte Befunde und mit unauffälligen audiometrischen Ergebnissen bestehen keine gesundheitlichen Bedenken gegen die Fortsetzung oder Aufnahme der Tätigkeit. Die Teilnahme an der nächsten regulären Vorsorge reicht aus.
2. Erkenntnisse, bei denen Maßnahmen empfohlen werden: Liegt eine milde Form einer der oben genannten Erkrankungen vor, kann die Tätigkeit ggf. fortgesetzt werden, sofern geeignete Maßnahmen getroffen werden, etwa:
   - Technische Schutzmaßnahmen (z. B. akustische Abschirmung, optische Warnsignale)
   - Organisatorische Schutzmaßnahmen (z. B. Verkürzung der Lärmexposition)
   - Individuelle Schutzmaßnahmen (z. B. persönlich angepasste Gehörschutzsysteme, Arbeitsplatzwechsel innerhalb des Unternehmens, Einsatz zugelassener Hörgeräte)
3. Erkenntnisse, bei denen verkürzte Vorsorgeintervalle empfohlen werden: Besteht aufgrund der audiometrischen Befunde oder der Anamnese ein erhöhtes Risiko für eine Verschlechterung, so sollten Nachuntersuchungen in verkürzten Intervallen (z. B. 12 oder 24 Monate) erfolgen. Dies betrifft insbesondere Personen, die die Kriterien für eine Ergänzungsuntersuchung (Lärm II) oder eine erweiterte Ergänzungsuntersuchung (Lärm III) erfüllen.
4. Erkenntnisse, bei denen ein Tätigkeitswechsel zu erwägen ist: Wenn auch nach Umsetzung der empfohlenen Maßnahmen keine ausreichende Reduktion des Gesundheitsrisikos möglich ist, sollte ein Wechsel auf eine weniger belastende Tätigkeit geprüft werden. Dies gilt insbesondere, wenn sich die Hörminderung weiter verschlechtert oder die betroffene Person trotz technischer und organisatorischer Maßnahmen nicht ausreichend geschützt ist.

Hinweis

Ein eingeschränktes Hörvermögen bedeutet nicht zwangsläufig eine Einschränkung der Erwerbsfähigkeit. Mit geeigneten Hilfsmitteln (z. B. Hörgeräten, Kommunikationsunterstützung) und angepassten Schutzmaßnahmen können viele Betroffene weiterhin in ihrem Beruf tätig sein.

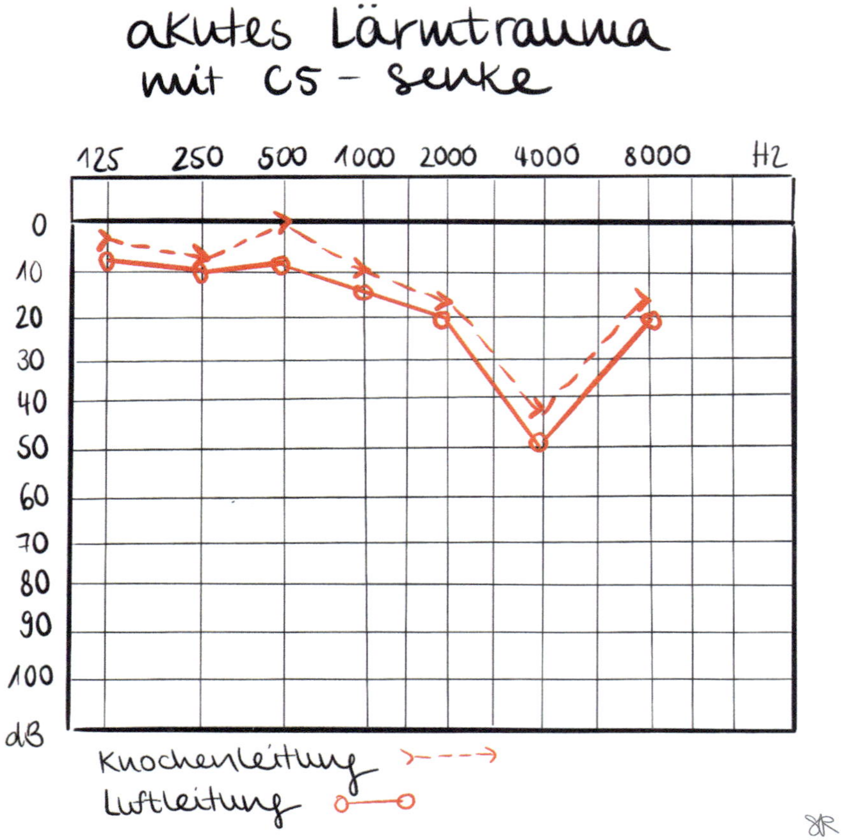

Abb. 5.4: Typisches Audiogramm bei akutem Lärmtrauma mit charakteristischer Einbuchtung beider Kurven im Bereich von etwa 4 kHz. Diese sogenannte C5-Senke entspricht dem musikalischen Ton C5. Vermutlich reagieren die Haarsinneszellen in diesem Frequenzbereich besonders empfindlich auf hohe Schalldruckpegel, auch wenn die genaue Ursache bislang nicht vollständig geklärt ist. Das häufig nach lauter Musikveranstaltung wahrgenommene Ohrgeräusch (»Tinnitus«) entspricht in seiner Tonhöhe meist dieser Frequenz (Modifiziert nach: Universitätsklinikum Freiburg, o. J.b; Grafik: Sophia Rudolf).

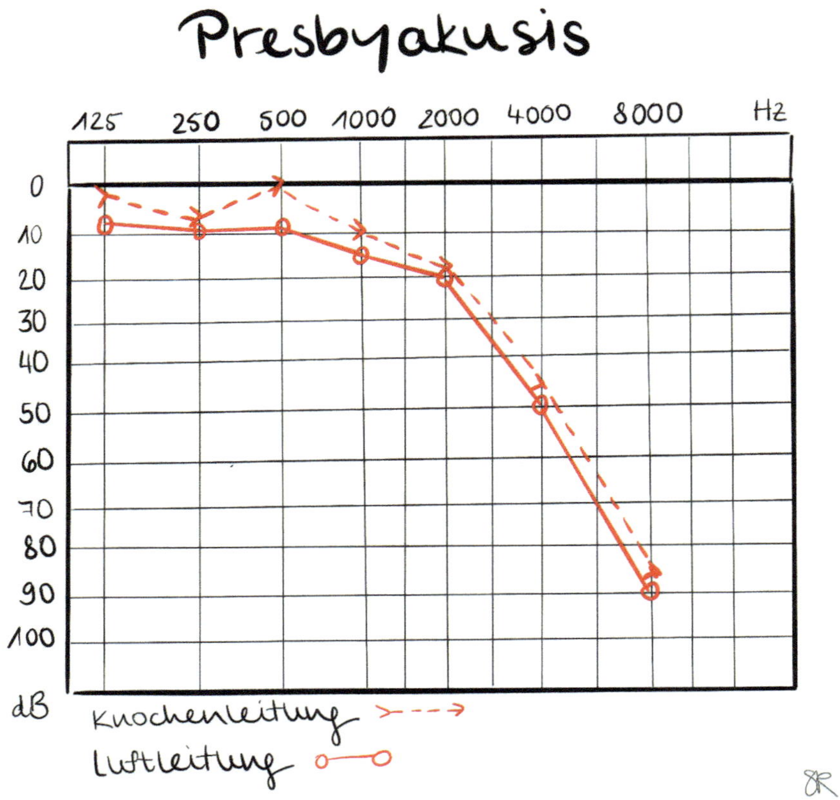

Abb. 5.5: Typisches Audiogramm bei Presbyakusis (Altersschwerhörigkeit). Charakteristisch ist ein vorwiegender Hörverlust im Hochfrequenzbereich. Vermutet wird, dass die Haarsinneszellen, die für hohe Töne zuständig sind, aufgrund ihrer Lage am Beginn der Cochlea besonders stark mechanischen und schädigenden Einflüssen wie Lärm, Druck oder entzündlichen Prozessen ausgesetzt sind. Im Tonaudiogramm zeigt sich ein steil abfallender Kurvenverlauf (»Wasserfall-Form«), der sich mit zunehmendem Alter schrittweise auch auf tiefere Frequenzbereiche ausdehnt (Modifiziert nach: Universitätsklinikum Freiburg, o. J.b; Grafik: Sophia Rudolf).

5.7.7 Empfehlung zur Beratung und Dokumentation

Nach Abschluss der Untersuchung ist die persönliche Beratung ein zentraler Bestandteil der arbeitsmedizinischen Vorsorge. Diese sollte über die bloße Befundmitteilung hinausgehen und gezielt zum gesundheitsförderlichen Verhalten im Umgang mit Lärm anregen. Dabei stehen folgende Aspekte im Vordergrund.

- Individuelle Beratung der Beschäftigten. Die Beratung sollte sich an der konkreten beruflichen Exposition, den audiometrischen Befunden sowie der subjektiven Wahrnehmung orientieren. Relevante Inhalte sind:

- Auswirkungen von Hörminderung auf Kommunikation, Unfallrisiko und Lebensqualität
- Bedeutung der Gehörerholung außerhalb der Lärmarbeit (z. B. Stillezeiten in der Freizeit)
- Hinweise auf Freizeitlärm (z. B. laute Musik, Heimwerken, Sportveranstaltungen)
- Ursachen und Umgang mit Tinnitus
- Information zu Hörgeräten am Lärmarbeitsplatz (inkl. technischer Einschränkungen)
- Einsatz unterschiedlicher Gehörschutzmittel, (inkl. otoplastischer Systeme oder aktiver Gehörschutz)
- Passgenaue Auswahl: Vermeidung von Über- oder Unterprotektion
- Kombinationsmöglichkeiten mit weiterer PSA (z. B. Brille, Helm)
- Einfluss der Tragedauer auf die effektive Schutzwirkung
- Schulung zur korrekten Handhabung des Gehörschutzes (z. B. mit Demo-Modellen)

• Dokumentation: Die Ergebnisse und Empfehlungen der Vorsorge sind nachvollziehbar zu dokumentieren. Im Zentrum stehen dabei:
  - Zusammenfassung der Befunde (z. B. Audiogrammverlauf, auffällige Schwellenwerte)
  - Ggf. Empfehlung zur Vorstellung in einer HNO-Fachpraxis
  - Feststellung, ob weitere Maßnahmen im Sinne der ArbMedVV oder Gefährdungsbeurteilung notwendig sind
  - Vermerk zur Gehörschutzberatung
• Beratung des Arbeitgebenden: Sollten sich im Rahmen der Vorsorge Hinweise ergeben, dass die getroffenen Schutzmaßnahmen nicht ausreichen, erfolgt eine Rückmeldung an den Arbeitgebenden. Dabei sollte sensibel, aber klar kommuniziert werden:
  - Ob eine Überprüfung der Gefährdungsbeurteilung erforderlich ist
  - Welche technischen oder organisatorischen Maßnahmen empfohlen werden
  - Ob es Hinweise auf Unverträglichkeiten mit dem Gehörschutz gibt
  - Ob spezielle Gehörschutzsysteme erforderlich sein könnten (z. B. individuell angepasste Otoplastiken)

Die Rückmeldung erfolgt dabei unter Beachtung der ärztlichen Schweigepflicht. Eine arbeitsmedizinische Empfehlung sollte praxisnah formuliert sein und die Umsetzung im betrieblichen Alltag ermöglichen.

Hinweis zur Berufskrankheit

Lärmbedingte Schwerhörigkeit kann als Berufskrankheit anerkannt werden. Sie ist in der Berufskrankheitenliste unter der Ziffer BK-Nr. 2301 geführt. Eine Meldung an den Unfallversicherungsträger sollte erfolgen, wenn:

- ein dauerhafter Hörverlust nachweisbar ist,
- dieser mit einer beruflichen Lärmexposition in Verbindung steht und
- andere Ursachen (z. B. genetische, infektiöse) ausgeschlossen oder weniger wahrscheinlich sind.

Die ärztliche Anzeige gemäß § 202 SGB VII ist verpflichtend, wenn der begründete Verdacht besteht, dass eine anzeigepflichtige Berufskrankheit vorliegt (► Kap. 4.6).

5.8 Tätigkeiten mit physikalischer Einwirkung: Belastungen des Muskel-Skelett-Systems einschließlich Vibration

5.8.1 Rechtliche Grundlagen

Belastungen des Muskel-Skelett-Systems stellen eine der häufigsten arbeitsbedingten Gesundheitsgefährdungen dar. Sie resultieren u. a. aus schwerem Heben und Tragen, Zwangshaltungen, repetitiven Bewegungen oder Ganzkörper- bzw. Hand-Arm-Vibrationen. Für die arbeitsmedizinische Beurteilung solcher Tätigkeiten gelten folgende rechtliche Grundlagen:

- ArbMedVV (2019): Die arbeitsmedizinische Vorsorge bei Tätigkeiten mit physischer Belastung und Vibration ist im Anhang Teil 3 geregelt. Eine Pflichtvorsorge ist insbesondere bei Einwirkung durch Hand-Arm- oder Ganzkörpervibrationen oberhalb definierter Auslösewerte erforderlich.
- DGUV-Empfehlungen für arbeitsmedizinische Beratungen und Untersuchungen (2024): Die Kapitel ab S. 801 konkretisieren Anlässe, Untersuchungsinhalte und Empfehlungen für die arbeitsmedizinische Vorsorge bei Belastungen des Muskel-Skelett-Systems, inklusive der Einteilung in Vorsorgearten und Untersuchungstiefen.
- AMR 13.2 (2021): Diese arbeitsmedizinische Regel beschreibt detailliert die Anforderungen an die arbeitsmedizinische Vorsorge bei Einwirkungen durch Vibration. Sie enthält Schwellenwerte, Beurteilungskriterien und Empfehlungen zur ärztlichen Einschätzung.
- LärmVibrationsArbSchV (insbesondere §§ 2, 5–6): Sie regelt die technischen und organisatorischen Schutzmaßnahmen bei Tätigkeiten mit Vibrationsexposition. Maßgeblich sind die tagesbezogenen Auslösewerte A(8) für Hand-Arm-Vibrationen (2,5 m/s^2) bzw. Ganzkörpervibrationen (0,5 m/s^2).

- DGUV-Information 208–033: Diese praxisnahe DGUV-Schrift erläutert Maßnahmen zur Vermeidung physischer Überlastung und bietet Hinweise zur ergonomischen Arbeitsgestaltung.
- Checkliste »Physische Belastung bei der Arbeit« (DGUV, 2021): Dieses Instrument unterstützt die Erfassung und Bewertung körperlicher Belastungen durch eine strukturierte Gefährdungsbeurteilung (vgl. Zusatzmaterial 16).

Ziel der arbeitsmedizinischen Vorsorge ist es, frühzeitig berufsbedingte Überlastungsschäden zu erkennen, Risikopersonen gezielt zu beraten und präventive Maßnahmen in der Arbeitsorganisation oder Arbeitsplatzgestaltung zu fördern. Im Rahmen der Gefährdungsbeurteilung sollten Muskel-Skelett-Belastungen systematisch erfasst und mit geeigneten Maßnahmen reduziert werden.

5.8.2 Indikationsstellung

Die arbeitsmedizinische Vorsorge bei physischen Belastungen sowie Hand-Arm- und Ganzkörpervibrationen richtet sich nach der Art, Intensität und Dauer der Exposition sowie den individuellen gesundheitlichen Voraussetzungen der Beschäftigten.

Muskel-Skelett-Belastungen (ohne Vibration)

Eine Pflichtvorsorge ist gesetzlich nicht vorgesehen, es handelt sich meist um eine Angebotsvorsorge bei Tätigkeiten mit erheblichen körperlichen Belastungen. Dies betrifft beispielsweise:

- Regelmäßiges Heben und Tragen schwerer Lasten (≥ 10 kg bei Frauen bzw. ≥ 20 kg bei Männern)
- Arbeiten in Zwangshaltungen (z. B. Knien, Überkopfarbeiten, stark vorgeneigte Haltung)
- Repetitiv einseitige Bewegungsmuster
- Tätigkeiten mit dauerhaft hohem Kraftaufwand oder mangelnder Regenerationsmöglichkeit

Vibrationsexposition (Hand-Arm- oder Ganzkörpervibration)

Hier gelten gemäß ArbMedVV in Verbindung mit der LärmVibrationsArbSchV folgende Auslösewerte für die Vorsorgepflicht (▶ Tab. 5.9):

Tab. 5.9: Auslösewerte für Vorsorgepflichten (Quelle: ArbMedVV 2019, Anhang Teil 3 (1), 4 a) und b))

Art der Exposition	Auslösewert A(8) (tagesbezogen)	Vorsorgeform
Hand-Arm-Vibrationen	> 2,5 m/s²	Pflichtvorsorge
Ganzkörpervibrationen	> 0,5 m/s²	Pflichtvorsorge

Unterschreiten die Expositionswerte diese Schwellen, kann eine Angebotsvorsorge sinnvoll sein, insbesondere bei Vorschädigungen, Beschwerden oder fehlender Adaptation an die körperliche Belastung.

Praktische Beispiele aus der arbeitsmedizinischen Praxis

Typische Tätigkeiten mit relevanter Vibrationseinwirkung:

- Hand-Arm-Vibration:
  - Beispiel: Einsatz eines Presslufthammers auf der Baustelle
  - Tägliche Belastung: 8–15 m/s² (deutlich über dem Auslösewert)
  - Gesundheitsgefahr: Hand-Arm-Vibrationssyndrom (z. B. Raynaud-Phänomen, neurologische Beschwerden)
- Ganzkörpervibration:
  - Beispiel: Radlader- oder Gabelstaplerfahrer auf unebenem Gelände
  - Tägliche Belastung: 0,6–1,2 m/s² (über dem Auslösewert von 0,5 m/s²)
  - Gesundheitsgefahr: Degenerative Erkrankungen der Lendenwirbelsäule

Wunschvorsorge

Beschäftigte haben gemäß ArbMedVV das Recht auf Wunschvorsorge, wenn sie eine gesundheitliche Beeinträchtigung durch physische Arbeitsbelastung oder Vibrationen vermuten, auch ohne Überschreiten von Auslösewerten. Die Inanspruchnahme darf nicht zur Benachteiligung führen.

Ergänzende Hinweise

- Bei Arbeitsbereichen mit erhöhter Muskel-Skelett-Belastung empfiehlt sich eine enge Verzahnung mit der Gefährdungsbeurteilung (z. B. unter Nutzung der DGUV-Checkliste von 2021 – siehe Zusatzmaterial 16).
- Eine Übersicht typischer Arbeitsverfahren und Tätigkeiten mit höheren körperlichen Belastungen findet sich in den DGUV-Empfehlungen für arbeitsmedizinische Beratungen und Untersuchungen 2024 auf Seite 812, Tabelle 1. Diese bietet eine wertvolle Ergänzung zur Einschätzung der arbeitsmedizinischen Relevanz physischer Belastungen im Betrieb.

5.8.3 Gesundheitliche Belastungen

Belastung ist nicht gleich Schädigung

Nicht jede körperliche Belastung ist per se schädlich. Vielmehr sind regelmäßige Beanspruchungen notwendig zur Erhaltung von Muskelkraft, Koordination und Beweglichkeit. Problematisch wird es, wenn Intensität, Dauer oder Wiederholung der Belastung zu hoch sind und die Regenerationsfähigkeit des Körpers überschreiten.

Typische belastende Tätigkeiten:

- Langdauerndes Stehen oder Sitzen
- Heben, Halten, Tragen, Ziehen oder Schieben von Lasten
- Einseitige Bewegungsmuster oder erzwungene Körperhaltungen (z. B. Arbeiten über Kopf, im Knien, mit gebeugtem Oberkörper)
- Vibrationseinwirkung (Hand-Arm oder Ganzkörper)

Akute und subakute Wirkungen

Akute Überlastungsreaktionen treten oft bei ungewohnter Tätigkeit, Tätigkeitsbeginn oder nach längerer Pause auf. Sie betreffen meist Muskulatur, Sehnen, Gelenke oder Schleimbeutel (► Tab. 5.10).

Tab. 5.10: Akute Beschwerden (Quelle: DGUV-Empfehlungen für arbeitsmedizinische Beratungen und Untersuchungen 2024, S. 818)

Belastungsart	Typische akute Beschwerden
Manuelle Lastenhandhabung	Lumbalgien, Lumboischialgien, muskuläre Schmerzen, Prellungen und Zerrungen
Repetitive manuelle Tätigkeiten	Sehnenscheidenentzündungen, Tendinitiden, Sehnenansatzreizungen
Arbeiten in Vorbeugehaltung	Rückenschmerzen im LWS-/BWS-Bereich, Nackenverspannungen
Arbeiten über Kopf-/Schulterniveau	Schulterschmerzen, Nackenschmerzen, muskuläre Ermüdung
Knien/Hocken	Knieschmerzen, Bursitiden (v. a. präpatellare Schleimbeutelentzündung)
Lokale Druckeinwirkungen	Sulcus-ulnaris-Syndrom, Hypothenar-Hammer-Syndrom
Hand-Arm-Vibrationen	Sensibilitätsstörungen, Schmerzen, frühes Raynaud-Syndrom

Hinweis

Akute Schmerzen dauern in der Regel bis zu 14 Tage, subakute Beschwerden bis zu sechs Wochen.

5.8.4 Chronische Gesundheitsschäden

Bei langjähriger oder stark repetitiver Belastung können sich dauerhafte strukturelle Veränderungen und degenerative Erkrankungen entwickeln (▶ Tab. 5.11):

Tab. 5.11: Chronische Folgeerkrankungen (Quelle: DGUV-Empfehlungen für arbeitsmedizinische Beratungen und Untersuchungen 2024, S. 820)

Belastungsart	Mögliche chronische Folgeerkrankungen
Manuelle Lastenhandhabung	Bandscheibenschäden (LWS, HWS), Arthrosen (Knie), Varizen, Hernien, Uterusprolaps
Repetitive manuelle Tätigkeiten	Sehnen-/Sehnenscheidenleiden, Kompressionssyndrome (z. B. Karpaltunnelsyndrom, Loge-de-Guyon-Syndrom), Impingement-Syndrom, Arthrosen (Hände, Schulter)
Arbeiten in Zwangshaltungen	Zervikalsyndrom, Zervikobrachialsyndrom, Schulter-Nacken-Verspannungen, Impingement-Syndrom, AC-Gelenksarthrosen
Arbeiten im Knien	Meniskusschäden, Kniearthrosen, chron. Schleimbeutelentzündungen
Hand-Arm-Vibrationen	Raynaud-Syndrom, Knochenschäden (z. B. Lunatummalazie), Karpaltunnelsyndrom
Ganzkörpervibrationen	Chronische Rückenschmerzen, degenerative Bandscheibenerkrankungen

Hinweis

Chronische Schmerzen gelten als solche ab etwa sechs Wochen bis drei Monaten Dauer. Im Kontext einer chronischen Schmerzkrankheit spricht man ab einer Beschwerdedauer von ≥ drei Monaten von chronischen Schmerzen.

Berufskrankheiten (BK) im Kontext physischer Belastungen

Folgende Berufskrankheiten (BK) sind bei arbeitsmedizinischen Vorsorgeuntersuchungen zu berücksichtigen (▶ Tab. 5.12):

Tab. 5.12: Bezeichnung der Berufskrankheiten (Quelle: DGUV-Empfehlungen für arbeitsmedizinische Beratungen und Untersuchungen 2024, S. 822)

BK-Nr.	Bezeichnung der Berufskrankheit
2101	Erkrankungen der Sehnenscheiden oder des Sehnengleitgewebes sowie der Sehnen- oder Muskelansätze
2102	Meniskusschäden nach mehrjährigen andauernden oder häufig wiederkehrenden, die Kniegelenke überdurchschnittlich belastenden Tätigkeiten
2103	Erkrankungen durch Erschütterung bei der Arbeit mit Druckluftwerkzeugen oder gleichartig wirkenden Werkzeugen oder Maschinen
2104	Vibrationsbedingte Durchblutungsstörungen an den Händen
2105	Chronische Erkrankungen der Schleimbeutel durch ständigen Druck
2106	Druckschädigung der Nerven
2107	Abrissbrüche der Wirbelfortsätze
2108	Bandscheibenbedingte Erkrankungen der Lendenwirbelsäule durch langjähriges Heben oder Tragen schwerer Lasten oder durch langjährige Tätigkeiten in extremer Rumpfbeugehaltung
2109	Bandscheibenbedingte Erkrankungen der Halswirbelsäule durch langjähriges Tragen schwerer Lasten auf der Schulter
2110	Bandscheibenbedingte Erkrankungen der Lendenwirbelsäule durch langjährige, vorwiegend vertikale Einwirkung von Ganzkörperschwingungen im Sitzen
2112	Gonarthrose durch eine Tätigkeit im Knien oder vergleichbare Kniebelastung mit einer kumulativen Einwirkungsdauer während des Arbeitslebens von mindestens 13.000 Stunden und einer Mindesteinwirkungsdauer von insgesamt einer Stunde pro Schicht
2113	Druckschädigung des Nervus medianus im Karpaltunnel (Karpaltunnel-Syndrom) durch repetitive manuelle Tätigkeiten mit Beugung und Streckung der Handgelenke, durch erhöhten Kraftaufwand der Hände oder durch Hand-Arm-Schwingungen
2114	Gefäßschädigung der Hand durch stoßartige Krafteinwirkung (Hypothenar-Hammer-Syndrom und Thenar-Hammer-Syndrom)
2115	Fokale Dystonie als Erkrankung des zentralen Nervensystems bei Instrumentalmusikern durch feinmotorische Tätigkeit hoher Intensität
2116	Koxarthrose durch Lastenhandhabung mit einer kumulativen Dosis von mindestens 9.500 Tonnen während des Arbeitslebens gehandhabter Lasten mit einem Lastgewicht von mindestens 20 kg, die mindestens zehnmal pro Tag gehandhabt werden
2117	Läsion der Rotatorenmanschette der Schulter durch eine langjährige und intensive Belastung durch Überschulterarbeit, repetitive Bewegungen im Schultergelenk, Kraftanwendungen im Schulterbereich durch Heben von Lasten oder Hand-Arm-Schwingungen

5.8.5 Strukturierte Anamnese und Untersuchung

Eingangsberatung und Anamnese

- Allgemeine Anamnese:
  - Feststellung der Vorgeschichte
  - Medikamentenanamnese
  - Dokumentation von Behandlungen am Muskel-Skelett-System (letzte 12 Monate)
- Arbeitsanamnese:
  - Beschreibung der aktuellen Arbeitssituation
  - Abgleich mit Gefährdungsbeurteilung
- Beschwerden:
  - Erhebung der Lokalisation, Ausprägung, Belastungsabhängigkeit arbeitsbezogener Beschwerden
- Allgemeine Beratung:
  - Aufklärung über Anlass/Zweck der Vorsorge
  - Mögliche Gefährdungen durch Muskel-Skelett-Belastung/Vibrationen
  - Hinweise zu PSA, technischen Hilfsmitteln, Expositionsgrenzwerten

Untersuchung

Die Untersuchung erfolgt in Stufen: Zunächst eine körperliche Grunduntersuchung (Basisuntersuchung), bei Bedarf ergänzt um klinische oder spezielle Untersuchungen. Ziel ist die Erfassung von Funktionsdefiziten, Asymmetrien oder schmerzbedingten Einschränkungen in Bezug auf die berufliche Belastung (Spallek & Kuhn, 2009).

Halswirbelsäule (HWS)

- Untersuchung:
  - Inspektion: Haltung, muskuläre Asymmetrien, Fehlstellungen
  - Bewegungsprüfung:
    - Rotation: 70°/0/70°
    - Seitneigung: 45°/0/45°
    - Extension/Flexion: 45°/0/45°
- Normalbefund: Freie, schmerzfreie Beweglichkeit in allen Ebenen, symmetrische Haltung
- Auffälligkeiten: Bewegungseinschränkung, Schmerzen, muskuläre Verspannungen oder Schonhaltungen

Lendenwirbelsäule (LWS) und Brustwirbelsäule (BWS)

- Untersuchung:
  - Inspektion: Haltung, Form, Skoliosezeichen
  - Flexion (Finger-Boden-Abstand): < 15 cm
  - Seitneigung und Rotation: je 30°/0/30°
  - Palpation: Druckschmerz über BWS, LWS oder ISG
  - Funktion: Zehen-/Fersenstand, Einbeinstand (> 6 sek), Aufrichten aus tiefer Hocke
- Normalbefund: Kein Druckschmerz, normale Beweglichkeit, koordinierte Bewegungen
- Auffälligkeiten: Schmerzen bei Druck oder Bewegung, eingeschränkte Flexion, instabiler Stand

Schulter-Arm-Bereich

- Untersuchung:
  - Inspektion: Asymmetrien, Muskelatrophien
  - Bewegungsprüfung:
    - Adduktion
    - Nackengriff (Daumen bis C7): 0 cm
    - Schürzengriff (Abstand < 2 cm)
- Normalbefund: Symmetrische Beweglichkeit, keine Schmerzen oder Bewegungseinschränkung
- Auffälligkeiten: Einschränkung der Beweglichkeit, z. B. bei Impingement oder Rotatorenmanschettensyndrom

Arm-Hand-Bereich

- Untersuchung:
  - Inspektion: Haltung, Muskelatrophien
  - Funktionsprüfung:
    - Anheben einer Stuhllehne in Pronation/Supination
    - Bei Vibrationsbelastung: Aufstützen bei max. Extension/Flexion des Handgelenks
- Normalbefund: Schmerzfreie Belastbarkeit, vollständige Beweglichkeit
- Auffälligkeiten: Schmerz, verminderte Greifkraft, Vibrationsempfindlichkeit, Hinweis auf CTS oder Sehnenscheidenentzündung

Knie-Sprung-Gelenk und untere Extremitäten

- Untersuchung:
  - Inspektion: Haltung, Beinachsen, Schwellungen
  - Funktion:

  - Tiefe Hocke mit Fersen am Boden
  - Einbeinstand (> 6 sek)
  - Hüpfen auf einem Bein
  - Zehen-/Fersenstand & Gang
  - Stehen auf Fußaußenrand
- Normalbefund: Schmerzfreie, koordinierte Bewegungen, stabile Beinachsen
- Auffälligkeiten: Instabilitäten, Schmerzen, verminderte Belastbarkeit, z. B. bei Meniskopathien oder Arthrosen

5.8.6 Bewertung der Untersuchungsergebnisse

Die arbeitsmedizinische Bewertung erfolgt stets im Gesamtkontext von:

- Individueller Anamnese und klinischem Befund
- Tätigkeitsspezifischer Gefährdungsbeurteilung
- Subjektiver Beanspruchung und Funktionseinschränkung

Ziel ist es, Risiken frühzeitig zu identifizieren, die individuelle Belastbarkeit zu beurteilen und präventive Empfehlungen abzuleiten.

Normalbefund ohne Handlungsbedarf

Es bestehen:

- keine gesundheitlichen Einschränkungen,
- keine auffälligen Anzeichen in Anamnese oder körperlicher Untersuchung,
- keine Tätigkeit mit erhöhter Gefährdung laut Gefährdungsbeurteilung.

→ Empfehlung: Fortführung der Tätigkeit ohne Einschränkungen. Beratung zu ergonomischem Verhalten und Eigenprävention.

Auffälliger Befund mit individuellem Maßnahmenbedarf

Leichte Beschwerden oder beginnende Funktionsdefizite, z. B.:

- Reizzustände an Sehnen oder Gelenken ohne strukturelle Schäden,
- leichte Bewegungseinschränkungen oder Fehlhaltungen,
- chronische Rückenschmerzen ohne morphologisches Korrelat.

→ Maßnahmenempfehlung:

- Arbeitsplatzbezogene Entlastung (z. B. technische Hilfsmittel),
- zeitlich befristete Begrenzung der Exposition,
- individualpräventive Maßnahmen (z. B. Physiotherapie, Rückenschule),

- ggf. Kontrolle in verkürzten Vorsorgeintervallen.

Relevante Erkrankung – differenzierte Beurteilung erforderlich

Liegt eine manifeste Erkrankung des Muskel-Skelett-Systems oder eine sonstige Einschränkung der Belastbarkeit vor, ist zu beurteilen, ob eine Fortsetzung der Tätigkeit ohne Gesundheitsgefahr möglich ist.

Relevante Erkrankungen (Auswahl, vgl. DGUV-Empfehlungen 2024, Belastungen des Muskel-Skelett-Systems einschließlich Vibrationen, Abs. 7.4, S. 827):

Wirbelsäule und Rücken:

- Bandscheibenvorfälle mit radikulärer Symptomatik
- Wirbelsäulenfehlbildungen, Osteoporose, M. Bechterew
- Chronische Rückenschmerzen oder Spinalkanalstenose

Schulter-Arm-Hand-Bereich:

- Rotatorenmanschettenruptur, Impingement-Syndrom
- Karpaltunnelsyndrom, Raynaud-Syndrom, Vibrationssyndrome
- Sehnenreizungen, Epicondylitiden, Arthrosen

Hüfte/Knie/Sprunggelenk/Fuß:

- Gonarthrose, Koxarthrose, Kreuzbandverletzungen
- Meniskusläsionen, Achillessehnenrupturen
- Fußfehlstellungen (z. B. Hallux rigidus, Fersensporn)

Systemische oder kardiopulmonale Erkrankungen mit Relevanz für die Belastbarkeit:

- Bluthochdruck, Herzinsuffizienz, COPD
- Insulinpflichtiger Diabetes mellitus
- Rheumatologische Systemerkrankungen
- Chronische Nierenerkrankungen

→ Konsequenz je nach Ausprägung:

- Substitution oder Umgestaltung belastender Tätigkeiten
- Organisatorische und persönliche Schutzmaßnahmen
- Empfehlung rehabilitativer Maßnahmen oder fachärztlicher Abklärung
- Ggf. Empfehlung eines Tätigkeitswechsels, wenn keine Anpassung möglich ist

Differenzierung nach Schweregrad (▶ Tab. 5.13)

Tab. 5.13: Differenzierung nach Schweregrad (Quelle: DGUV-Empfehlungen für arbeitsmedizinische Beratungen und Untersuchungen 2024, S. 830)

Bewertungskategorie	Beurteilungskonsequenz
Keine pathologischen Befunde	keine weiteren Maßnahmen, reguläre Vorsorgeintervalle
Leichte Einschränkungen	empfohlene Maßnahmen zur Entlastung, ggf. verkürzte Vorsorgeintervalle
Mittelschwere Einschränkungen	Schutzmaßnahmen notwendig, differenzierte Empfehlung unter Einbezug von Fachärztinnen oder Fachärzten
Schwere Erkrankungen ohne Anpassungsmöglichkeit	Empfehlung zur Tätigkeitseinschränkung oder Tätigkeitsaufgabe nach individueller Beurteilung

Hinweis

Die Beurteilung muss stets individuell erfolgen und darf nicht ausschließlich diagnosebasiert sein. Freizeitverhalten, private Belastungen und komorbide Erkrankungen sind mit zu berücksichtigen. Die ärztliche Dokumentation soll transparent, nachvollziehbar und beratungsbezogen erfolgen.

5.8.7 Empfehlung zur Beratung und Dokumentation

Die arbeitsmedizinische Beratung ist ein zentrales Element der Vorsorge und schließt sich an die individuelle Anamnese, die Gefährdungsbeurteilung und die Untersuchungsergebnisse an. Ziel ist stets die Erhaltung der Gesundheit, der Leistungsfähigkeit und der Erwerbsteilhabe der versicherten Person.

Individuelle Beratung der Beschäftigten

Die Beratung soll tätigkeitsbezogen und ressourcenorientiert erfolgen. Zentrale Inhalte sind:

- Ergonomische Maßnahmen am Arbeitsplatz:
  z. B. ergonomische Werkzeuge, Hilfsmittel, Transportmittel, höhenverstellbare Arbeitsflächen
- Vermeidung extremer oder einseitiger Belastungen:
  durch organisatorische Maßnahmen wie Tätigkeitswechsel, Pausengestaltung
- Individualprävention bei funktionellen Defiziten:
  z. B. Rückenschule, muskuläres Aufbautraining, physiotherapeutische Maßnahmen

- Empfehlungen bei strukturellen Erkrankungen:
  z. B. gezielte Übungen, funktionserhaltende Therapie bei Arthrosen oder degenerativen Erkrankungen
- Förderung eines aktiven Lebensstils:
  z. B. Alltagsintegration körperlicher Aktivität, Vermeidung bewegungsarmer Tagesabläufe
- Sekundärprävention bei erhöhter gesundheitlicher Disposition:
  z. B. Fitnesstraining bei Adipositas oder metabolischem Syndrom, gezielte Belastungssteuerung bei Vorschädigung
- Evaluierte Programme bei BK-relevanten Beschwerden:
  z. B. Rückenkolleg (BK 2108), Kniekolleg (BK 2112)
- Hinweise zur differenzialdiagnostischen Abklärung:
  ggf. Weiterleitung an Orthopädie, Schmerzmedizin, Rheumatologie oder Neurologie
- Strategien zur Schmerzbewältigung:
  z. B. Verhaltenstherapie, physikalische Therapie, Vorstellung in Schmerzambulanz bei Chronifizierung

Info: Das BGW-Rückenkolleg – Individualprävention bei Rückenerkrankungen

Das Rückenkolleg ist ein evidenzbasiertes Präventionsprogramm der Berufsgenossenschaft für Gesundheitsdienst und Wohlfahrtspflege (BGW) zur Unterstützung von Beschäftigten mit berufsbedingten Rückenschmerzen oder bandscheibenbedingten Erkrankungen. Es richtet sich insbesondere an Versicherte mit Gefährdung gemäß BK 2108.

Ziele:

- Chronifizierung vermeiden
- Erwerbsfähigkeit erhalten
- Wiedereinstieg in die berufliche Tätigkeit ermöglichen

Programm-Inhalte:

- Rückenschule und Ergonomieschulung
- Medizinisch-therapeutisch begleitetes Training
- Analyse und ggf. Anpassung des Arbeitsplatzes
- Psychosoziale Unterstützung

Die Teilnahme kann im Rahmen der arbeitsmedizinischen Vorsorge empfohlen werden durch eine arbeitsmedizinisch tätige Ärztin oder einem Arzt gemäß dem Standard der Individualprävention nach § 3 BKV. Die Kosten übernimmt die BGW. *Detaillierte Informationen zum BGW-Rückenkolleg erhalten Sie über oder auf der Website der BGW.*

https://www.bgw-online.de/resource/blob/20080/63357b6240533a888be53ec5f882cb81/bgw07-00-006-das-bgw-rueckenkolleg-data.pdf

Hinweis

Leichte strukturelle Veränderungen oder Funktionsstörungen des Muskel-Skelett-Systems sind insbesondere bei jüngeren Personen mit guter muskulärer Kompensation oft klinisch irrelevant. Die Beratung sollte daher motivierend, ressourcenorientiert und auf Stärkung der Selbstwirksamkeit ausgelegt sein.

Dokumentation und Fristen

Nähere Informationen zu Dokumentation und Fristen finden sich in ▶ Kap. 6.2 und ▶ Kap. 6.3.

Beratung des Unternehmens

Die in der Arbeitsmedizin tätige Ärztin oder Arzt ist verpflichtet, die Erkenntnisse der arbeitsmedizinischen Vorsorge auch hinsichtlich möglicher Anpassungsbedarfe am Arbeitsplatz zu kommunizieren. Dabei ist die enge Abstimmung mit den Fachkräften für Arbeitssicherheit und weiteren betrieblichen Akteuren (z. B. Personalabteilung, Führungskräfte) essenziell.

Mögliche Empfehlungen:

- Anpassung ergonomischer Arbeitsmittel:
  z. B. vibrationsgedämpfte Geräte, Sitz-/Stehhilfen, Hebehilfen
- Arbeitsorganisatorische Maßnahmen:
  z. B. Tätigkeitswechsel, Rotationssysteme, Einplanung von Erholungsphasen
- Strukturelle Verbesserungen:
  z. B. Umgestaltung von Arbeitsplätzen mit erhöhter Lastenhandhabung, Schaffung alternativer Einsatzbereiche
- Kollektive Beratung und Schulung:
  z. B. Unterweisung zur Prävention muskuloskelettaler Erkrankungen, Einbindung in betriebliches Gesundheitsmanagement
- Ergänzende Maßnahmen bei psychomentaler Belastung:
  z. B. Reduktion von Zeitdruck, Verbesserung des Informationsflusses, Einführung von Kurzpausen

Der Arbeitgebende ist verpflichtet, bei entsprechenden Erkenntnissen die Gefährdungsbeurteilung zu überprüfen und erforderliche Maßnahmen umzusetzen (§ 3 ArbSchG, § 5 ArbMedVV).

5.9 Tätigkeiten mit physikalischer Einwirkung: Hitze und Kälte

5.9.1 Rechtliche Grundlagen

- ArbMedVV, Anhang Teil 3, Abs. 1 Nr. 1 und 2: Pflichtvorsorge ist zu veranlassen bei Tätigkeiten mit extremer Hitze- oder Kältebelastung.
- AMR 13.1 (2021): Gibt Kriterien für die Veranlassung von Pflichtvorsorge bei extremer Hitzebelastung vor
- DGUV-Empfehlungen 2024, ab S. 838: Definieren sowohl für Hitze- als auch Kältearbeiten die arbeitsmedizinischen Anforderungen, Anlässe zur Vorsorge, sowie Inhalte der Beratung und Untersuchung

5.9.2 Indikationsstellung

Eine Pflichtvorsorge ist zu veranlassen, wenn eine extreme Hitzebelastung mit besonderer Gefährdung vorliegt.

Dies ist z. B. der Fall bei:

- Arbeiten an vorgewärmten Pfannen oder Brammen in Stahlwerken
- Schweißarbeiten an Werkstücken > 80 °C
- Arbeiten in noch heißen Behältern, Öfen, Reaktoren
- Wartungsarbeiten an nicht abgekühlten Glas- oder Keramikanlagen
- Feuerwehreinsätzen am Brandherd
- Heißreparaturen in der Glas- oder Keramikindustrie
- Tätigkeiten in Kokereien, Schmieden oder Gießereien

Keine Pflichtvorsorge besteht bei:

- Tätigkeiten mit ausschließlich saisonal bedingt hoher Außentemperatur, z. B. Büroarbeit bei Sommerhitze
- Tätigkeiten mit kurzzeitiger Wärmebelastung, z. B. Saunaaufgüsse, Kontrollgänge, Probennahmen

Empfehlung: Eine Wunschvorsorge kann *ermöglicht* werden, wenn Beschäftigte bei subjektiv empfundener starker Wärmebelastung einen Wunsch äußern. Ein systematisches Vorsorgeangebot ist jedoch nicht vorgesehen.

5.9.3 Gesundheitliche Belastungen

Die gesundheitlichen Belastungen durch Hitze oder Kälte ergeben sich aus der intensiven thermischen Beanspruchung des Organismus und hängen maßgeblich von der Umgebungsbedingung, der Arbeitsintensität, der Expositionsdauer sowie der Art der Schutzkleidung ab.

Bei Tätigkeiten mit starker Wärmeeinwirkung steht zunächst die gesteigerte Beanspruchung des Herz-Kreislauf-Systems im Vordergrund. Durch vermehrte Schweißbildung zur Thermoregulation kommt es zu einem erheblichen Flüssigkeits- und Elektrolytverlust. Dies kann insbesondere bei unzureichender Flüssigkeitszufuhr zu Kreislaufsymptomen wie Schwindel, Schwächegefühl und Konzentrationsminderung führen. In der Folge steigt das Unfallrisiko deutlich an. Bei anhaltender oder intensiver Hitzebelastung kann es zur Hitzeerschöpfung, zum Hitzekollaps (durch generalisierte Gefäßerweiterung) und im Extremfall zum Hitzschlag mit Schädigung des zentralen Nervensystems kommen, der unbehandelt lebensbedrohlich sein kann. Temperaturen über 38 °C Körperkerntemperatur sollten nur kurzfristig auftreten; Werte über 39 °C sind mit einem erhöhten Risiko schwerer Komplikationen verbunden und grundsätzlich zu vermeiden.

Kälteexposition wiederum führt zur peripheren Vasokonstriktion, um die Körperkerntemperatur zu erhalten. Dies kann die Durchblutung und Beweglichkeit insbesondere der Akren (Finger, Zehen, Ohren) einschränken und die Feinmotorik beeinträchtigen, wodurch ebenfalls ein erhöhtes Unfallrisiko besteht. Bei unzureichendem Kälteschutz drohen Erfrierungen, die abhängig vom Schweregrad dauerhafte Gewebeschädigungen verursachen können. Zusätzlich kann Kälte als auslösender oder verstärkender Faktor für bereits bestehende Grunderkrankungen wie Raynaud-Syndrom, chronische Bronchitiden oder bestimmte Hauterkrankungen (z. B. Ekzeme) wirken. Auch eine schleichende Hypothermie mit zentralnervösen Symptomen wie kognitive und motorische Verlangsamung, Desorientierung oder Bewusstseinsstörung ist möglich, insbesondere bei langanhaltender Exposition in feuchtkalter Umgebung.

In beiden Fällen – Hitze wie Kälte – können individuelle gesundheitliche Voraussetzungen, etwa bestehende Herz-Kreislauf-Erkrankungen, Diabetes mellitus, Hauterkrankungen oder die Einnahme bestimmter Medikamente, das Risiko zusätzlich erhöhen. Eine sorgfältige arbeitsmedizinische Bewertung ist daher essenziell.

Exkurs: Normale Effektivtemperatur (NET)

Die Normale Effektivtemperatur (NET) ist ein klimatischer Bewertungsmaßstab zur Beurteilung der Wärmebelastung am Arbeitsplatz. Sie berücksichtigt Lufttemperatur, Luftgeschwindigkeit und Wärmestrahlung bei einer angenommenen Luftfeuchtigkeit von 50 %. Die NET ermöglicht eine praxisnahe Einschätzung der thermischen Belastung unabhängig von subjektiven Einflüssen.

Die NET kann insbesondere bei Arbeiten mit Hitzeschutzkleidung oder hoher Strahlungswärme herangezogen werden, um die Notwendigkeit arbeitsmedizinischer Vorsorge zu begründen und angemessene Maßnahmen wie Pausenregelungen und Flüssigkeitszufuhr abzuleiten (BAuA, 2020).

5.9.4 Strukturierte Anamnese und Untersuchung

Im Rahmen der strukturierten Anamnese sind neben der allgemeinen medizinischen Vorgeschichte insbesondere Vorerkrankungen zu erfassen, die die thermoregulatorische Anpassung oder die Belastbarkeit wesentlich beeinflussen können:

- *Kardiovaskuläre Erkrankungen:* arterielle Hypertonie, Zustand nach Myokardinfarkt, Herzinsuffizienz
- *Pulmonale Erkrankungen:* COPD, Bronchialasthma, Lungentuberkulose
- *Stoffwechselerkrankungen:* insbesondere insulinpflichtiger Diabetes mellitus
- *Neurologische Störungen:* Epilepsie, Polyneuropathien
- *Chronische Organerkrankungen:* Leber- oder Nierenerkrankungen
- *Magen-Darm-Erkrankungen:* mit Malabsorptionsrisiken
- *Dermatologische Erkrankungen:* chronisch-rezidivierende Hauterkrankungen

Zusätzlich sind weitere Faktoren zu berücksichtigen:

- *Augenerkrankungen:* z. B. Katarakt bei starker Wärmestrahlung
- *Suchtmittel- oder Medikamentenmissbrauch*
- *Ausgeprägte Adipositas*, da mit erhöhter hitze- oder kältebedingter Komplikationsrate assoziiert

Bei *Kälteeinwirkung* sollten spezifische Beschwerden gezielt erfragt werden, unter anderem periphere Durchblutungsstörungen wie eine Raynaud-Symptomatik sowie chronische Akralerkrankungen.

Untersuchung

- Basisdiagnostik: Blutdruckmessung, Puls, Urinstatus, kleines Blutbild inklusive Leber- und Nierenwerte, Blutzucker, BMI, ggf. EKG
- Bei Bedarf: Lungenfunktion, Belastungs-EKG
- Inspektion auf Hautveränderungen (z. B. Erfrierungen, Ekzeme), neurologische Auffälligkeiten (Kälteparese), Koordinationsprüfung

Eine körperliche Untersuchung ist bei Hitzearbeiten auf Basis der Anamnese und der Expositionssituation durchzuführen. Eine klinische Untersuchung einschließlich Ruhe-EKG ist bei entsprechenden Risikofaktoren (z. B. Hypertonie, bekannte Herzerkrankung, auffällige Belastungsanamnese) angezeigt.

Ein Belastungs-EKG (Ergometrie) ist nicht routinemäßig erforderlich, kann jedoch bei spezifischer Fragestellung oder bei Tätigkeiten mit hoher kardiovaskulärer Belastung sinnvoll sein. Die Entscheidung erfolgt auf Grundlage des ärztlichen Ermessens und im Einklang mit den Empfehlungen der DGUV, 2024.

Hinweis
Laboruntersuchungen erfolgen ausschließlich mit Einwilligung der untersuchten Person und unter Berücksichtigung der geltenden datenschutzrechtlichen Vorgaben. Eine serologische Diagnostik ohne konkreten Anlass ist nicht vorgesehen. Für die Durchführung einer Blutentnahme im Rahmen der Vorsorgeuntersuchung muss eine rechtfertigende medizinische Begründung vorliegen

5.9.5 Bewertung der Untersuchungsergebnisse

Die arbeitsmedizinische Beurteilung zur Ausübung der Tätigkeit unter Hitze- oder Kälteeinwirkung erfolgt auf Grundlage der erhobenen Befunde, der individuellen Konstitution und der tatsächlichen Expositionsbedingungen am Arbeitsplatz. Dabei ist zu berücksichtigen, ob gesundheitliche Einschränkungen vorliegen, die die thermoregulatorische Anpassung oder die Belastbarkeit wesentlich beeinträchtigen. In der DGUV-Empfehlung 2024 werden insbesondere folgende Erkrankungen als relevant für die Beurteilung bei Hitze- und Kältearbeiten benannt:

- Herz-Kreislauf-Erkrankungen mit eingeschränkter Leistungs- oder Regulationsfähigkeit (z. B. Zustand nach Herzinfarkt, schwere Hypertonie, manifeste Arteriosklerose)
- Erkrankungen der Atmungsorgane mit erheblicher Funktionseinschränkung (z. B. COPD, Asthma bronchiale, Lungenemphysem, Pneumokoniosen mit Krankheitswert)
- Aktive oder ausgedehnte inaktive Lungentuberkulose
- Anfallsleiden je nach Art, Häufigkeit und Behandlungsstand (z. B. Epilepsie, insbesondere bei Tätigkeiten mit Unfallgefahr)
- Funktionsstörungen des zentralen oder peripheren Nervensystems sowie Zustand nach Schädel-Hirn-Trauma
- Stoffwechselerkrankungen wie ein insulinpflichtiger Diabetes mellitus mit eingeschränkter Belastbarkeit
- Katarakt, insbesondere bei Tätigkeiten mit überwiegender Wärmestrahlungseinwirkung
- Chronische Erkrankungen von Niere, Leber, Magen-Darm-Trakt
- Ausgeprägte Adipositas
- Generalisierte oder chronisch-rezidivierende Hauterkrankungen
- Alkohol-, Medikamenten- oder Suchtmittelmissbrauch

Bestehen keine relevanten Vorerkrankungen und ist keine besondere Einschränkung der Belastbarkeit erkennbar, spricht dies in der Regel für eine uneingeschränkte Möglichkeit zur Ausübung der Tätigkeit. Bei milder oder stabiler Ausprägung einzelner Erkrankungen kann eine Tätigkeit unter Hitze- oder Kälteeinwirkung unter bestimmten Voraussetzungen dennoch möglich sein. In solchen Fällen sind individuelle Maßnahmen zu prüfen, etwa technische Schutzvorkehrungen (z. B. Abschirmung von Wärmequellen), organisatorische Maßnahmen (z. B. Begrenzung der Expositionszeit, verlängerte Regenerationspausen) oder ein Einsatz an Arbeitsplätzen mit nachweislich geringerer thermischer Belastung.

Bei Tätigkeiten mit Kälteeinwirkung ist zu beachten, dass der Wechsel zwischen warmen und kalten Arbeitsbereichen die physiologische Belastung nicht reduziert, sondern im Gegenteil erhöhen kann. Insbesondere bei bestehender peripherer Durchblutungsstörung oder inadäquatem Kälteschutz kann dies zu einer Zunahme der Beschwerden führen.

Auch der gezielte Einsatz persönlicher Schutzausrüstung, wie mehrlagige Kälteschutzkleidung, thermisch isolierender Handschutz oder schweißableitende Funktionsbekleidung, sollte stets unter Berücksichtigung des individuellen Gesundheitszustandes erfolgen, um die Belastung möglichst gering zu halten und die Ausübung der Tätigkeit zu ermöglichen.

Wenn bei einer Versicherten oder einem Versicherten eine fortschreitende oder instabile Grunderkrankung vorliegt, ist die Notwendigkeit verkürzter Vorsorgeintervalle zu prüfen. In bestimmten Fällen, etwa bei sich verschlechternder kardiopulmonaler Leistungsfähigkeit oder nicht mehr kompensierbaren neurologischen Störungen, kann ein Tätigkeitswechsel angezeigt sein, insbesondere wenn technische oder organisatorische Maßnahmen nicht ausreichen, um eine sichere Ausübung der Tätigkeit zu gewährleisten.

Die Bewertung erfolgt stets individuell nach ärztlichem Ermessen und unter Berücksichtigung des aktuellen Gesundheitszustandes sowie der tatsächlichen Arbeitsbedingungen. Die ärztliche Entscheidung sollte dokumentiert und gegebenenfalls mit Empfehlungen zur Modifikation des Arbeitsplatzes oder zur Wiedervorstellung innerhalb eines verkürzten Zeitraums verbunden werden.

5.9.6 Empfehlungen zur Beratung und Dokumentation

Die arbeitsmedizinische Beratung erfolgt individuell auf Grundlage der Arbeitsplatzbedingungen, der erhobenen Anamnese sowie ggf. durchgeführter Untersuchungen. Ziel ist es, die versicherte Person in die Lage zu versetzen, gesundheitliche Risiken bei Hitze- und Kälteeinwirkung frühzeitig zu erkennen, geeignete Schutzmaßnahmen anzuwenden und medizinisch relevante Veränderungen selbst oder bei Kolleginnen und Kollegen wahrzunehmen.

Aufklärung über hitze- und kältebedingte Gesundheitsstörungen

Hitzerelevante Zustände

Die Unterscheidung typischer Hitzeschäden ist ein zentraler Bestandteil der Aufklärung:

- Hitzekrampf: schmerzhaft, lokal, durch Elektrolytverlust bei starkem Schwitzen
- Hitzeerschöpfung: Dehydratation, Kreislaufsymptome, Schwäche, evtl. Übelkeit
- Hitzekollaps: akuter Blutdruckabfall durch Vasodilatation, meist ohne zentrale Überwärmung

- Hitzschlag: Notfall mit Körperkerntemperatur > 40 °C, Bewusstseinsstörung, trockene Haut – Lebensgefahr!

Kälterelevante Störungen

Auch bei Kälteexposition bestehen spezifische Risiken, über die aufgeklärt werden muss:

- Kälteparese: vorübergehende neuromuskuläre Einschränkungen durch Kälteeinwirkung, v. a. an Händen/Fingern
- Raynaud-Syndrom: anfallsweise Weißverfärbung der Finger/Zehen durch vasospastische Reaktion. Bei Auftreten während der Arbeit sollte die Tätigkeit unterbrochen werden; der Arbeitsplatz sollte hinsichtlich Kälteschutz überprüft und ggf. angepasst werden
- Erfrierungen: zunächst blasse oder rote, dann gefühllose Hautbereiche; Risiko v. a. bei feuchter Kälte
- Hypothermie: ab < 35 °C Körperkerntemperatur, Schüttelfrost, kognitive und motorische Verlangsamung, später Bewusstseinstrübung

Selbstbeobachtung, Beobachtung durch Kolleginnen und Kollegen sowie Berücksichtigung der Tagesform

Beschäftigte sollen lernen, bei sich selbst und anderen frühzeitig Warnzeichen zu erkennen:

- Verlangsamte Reaktion, zunehmende Fehlerhäufigkeit, Koordinationsprobleme, Wesensveränderungen
- Schwindel, Zittern, feuchtkalte oder ungewöhnlich trockene Haut
- Aussetzer bei Bewegungskoordination oder sensorische Veränderungen bei Kälte

Die Beratung sollte darauf hinweisen, dass Tagesformfaktoren wie Schlafmangel, Dehydratation, Infekte, Alkoholkonsum oder bestimmte Medikamente (z. B. Betablocker, Diuretika) die thermoregulatorische Anpassung stark beeinträchtigen können.

Flüssigkeitszufuhr (bei Hitzearbeit)

Bei Tätigkeiten mit starker Wärmeexposition ist eine adäquate Flüssigkeitszufuhr unerlässlich. Es wird empfohlen, 150–250 ml Flüssigkeit alle 15–20 Minuten zuzuführen, insbesondere bei körperlicher Tätigkeit in Schutzkleidung.

Zur Selbstkontrolle eignet sich die Urin-Farbskala (Urinfarbe-Skala – Zusatzmaterial 17):

- Hellgelber Urin: gute Hydratation
- Dunkelgelb bis braun: Dehydratation – Flüssigkeitszufuhr erhöhen

Eine visuelle Farbskala kann im Betrieb (z. B. Pausenraum, Umkleide) aushängen, um das Gesundheitsbewusstsein zu stärken (siehe Zusatzmaterial 17).

Persönliche Schutzausrüstung (PSA)

Die Bedeutung und richtige Anwendung geeigneter PSA ist zu erläutern:

- Bei Hitzearbeit: atmungsaktive Schutzkleidung, Kopfschutz, Schutz vor Strahlungswärme
- Bei Kältearbeit: mehrlagige Kälteschutzkleidung, isolierende Handschuhe, feuchtigkeitsabweisendes Schuhwerk

Hinweis auf das generelle Trageverbot für weiche Kontaktlinsen bei starker Wärmestrahlung, um Augenreizungen oder Haftung auf der Hornhaut zu vermeiden.

Weitere individuelle Hinweise laut DGUV-Empfehlung

- Information über Untersuchungsergebnisse (z. B. Kreislaufbelastung, Durchblutung, Sensibilität)
- Aufforderung zur Mitteilung gesundheitlicher Veränderungen (z. B. Asthma, neu aufgetretene Durchblutungsstörungen, Diabetes)
- Bei bereits bestehenden Erkrankungen wie Raynaud-Syndrom: Information über mögliche Verschlimmerung durch Kälte, ggf. arbeitsmedizinische Rücksprache zur Anpassung der Tätigkeit

Zu Dokumentation und Fristen – siehe ▸ Kap. 6.2 und ▸ Kap. 6.3.

Hinweis zur Berufskrankheit

Eine Linsentrübung durch langjährige Infrarotstrahlung kann als Berufskrankheit anerkannt werden. Sie ist in der Berufskrankheitenliste unter der Ziffer BK-Nr. 2401 geführt. Eine Meldung an den Unfallversicherungsträger sollte erfolgen, wenn:

- eine typische subkapsuläre Linsentrübung augenärztlich nachgewiesen ist,
- diese mit einer beruflichen Exposition durch Wärmestrahlung in Verbindung steht, etwa in Gießereien, Glashütten oder an Ofenarbeitsplätzen, und
- andere Ursachen der Kataraktbildung weniger wahrscheinlich sind.

Die ärztliche Anzeige gemäß § 202 SGB VII ist verpflichtend, wenn der begründete Verdacht besteht, dass eine anzeigepflichtige Berufskrankheit vorliegt (▶ Kap. 4.6).

5.10 Arbeitsaufenthalt im Ausland unter besonderen klimatischen oder gesundheitlichen Belastungen

5.10.1 Rechtliche Grundlagen

Arbeitsaufenthalte im Ausland unterliegen aus arbeitsmedizinischer Sicht besonderen Anforderungen gemäß ArbMedVV in Verbindung mit Anhang Teil 4 Absatz 1 Nummer 2 sowie den DGUV-Empfehlungen 2024 (Kapitel 2.1.4). Je nach Zielregion sind aufgrund von Klima, Infektionslage, Höhenlage oder Sicherheitslage zusätzliche Vorsorgemaßnahmen als Pflichtvorsorge zu veranlassen. Die Fürsorgepflicht der Arbeitgebenden ergibt sich aus § 3 ArbSchG, die Gefährdungsbeurteilung aus § 5 ArbSchG. Reisemedizinische Beratung einschließlich Impf-, Chemoprophylaxe- und Notfallprävention ist Bestandteil der arbeitsmedizinischen Vorsorge nach ArbMedVV und AMR 6.6; die Rechtsgrundlage für Schutzimpfungen ist § 20 IfSG.

5.10.2 Indikationsstellung

Eine arbeitsmedizinische Angebotsvorsorge ist angezeigt bei:

- Arbeitsaufenthalten in Ländern mit erhöhtem Infektionsrisiko
- Einsatz in Regionen mit extremer Hitze, hoher Luftfeuchtigkeit oder Höhenlage
- Tätigkeit in Ländern mit unzureichender medizinischer Versorgung oder erhöhtem Sicherheitsrisiko (▶ Tab. 5.14)

Tab. 5.14: Unterscheidung Vorsorgeuntersuchungen (Quelle: DGUV-Empfehlungen für arbeitsmedizinische Beratungen und Untersuchungen 2024, S. 976)

Arbeitsmedizinische Vorsorge gemäß ArbMedVV	Tätigkeitsbeschreibung
Pflichtvorsorge	Tätigkeiten in Tropen, Subtropen und sonstige Auslandsaufenthalte mit besonderen klimatischen Belastungen und Infektionsgefährdungen

Tab. 5.14: Unterscheidung Vorsorgeuntersuchungen (Quelle: DGUV-Empfehlungen für arbeitsmedizinische Beratungen und Untersuchungen 2024, S. 976) – Fortsetzung

Arbeitsmedizinische Vorsorge gemäß ArbMedVV	Tätigkeitsbeschreibung
Angebotsvorsorge	Am Ende einer Tätigkeit in Tropen, Subtropen und sonstige Auslandsaufenthalte mit besonderen klimatischen Belastungen und Infektionsgefährdungen
Wunschvorsorge	Auf Wunsch der versicherten Person zu ermöglichen, es sei denn, aufgrund der Beurteilung der Arbeitsbedingungen und der getroffenen Schutzmaßnahmen ist nicht mit einem Gesundheitsschaden zu rechnen.

5.10.3 Gesundheitliche Belastungen

Arbeitsaufenthalte im Ausland, insbesondere in tropischen, subtropischen oder polaren Klimazonen, sind mit besonderen gesundheitlichen Belastungen verbunden. Diese ergeben sich nicht allein durch klimatische Bedingungen wie Hitze, Feuchtigkeit oder Kälte, sondern auch durch die Notwendigkeit, sich auf neue Lebensumstände, Kulturen, Sprachen und soziale Strukturen einzustellen. Der Wechsel aus dem gewohnten Umfeld stellt eine umfassende Anpassungsleistung dar, die physische und psychische Beanspruchungen mit sich bringen kann.

Zu den wichtigsten Belastungsfaktoren zählen:

- Klimatische Extrembedingungen (z. B. Hitze, hohe Luftfeuchtigkeit, Höhenlage, Kälte)
- Infektionsrisiken, insbesondere durch endemische oder epidemische Erreger und Vektoren
- Mangelhafte Hygiene (z. B. verunreinigtes Trinkwasser, unzureichende sanitäre Einrichtungen)
- Eingeschränkte medizinische Versorgung, was sowohl Vorsorge, Diagnostik als auch Notfallbehandlung erschwert
- Umweltfaktoren wie Luftverschmutzung, Schwermetallbelastung oder UV-Strahlung
- Soziokulturelle Belastungen (z. B. durch Geschlechterrollen, kulturelle Unterschiede oder soziale Isolation)
- Sicherheitsrisiken (z. B. durch politische Instabilität, Kriminalität oder unzureichende Arbeitssicherheitsstandards)

Gerade bei längeren Aufenthalten erhöht sich das Gefährdungspotenzial durch verlängerte Expositionsdauer. Doch auch kurzzeitige Einsätze können bei entsprechender Risikolage erhebliche gesundheitliche Folgen nach sich ziehen.

Die individuelle gesundheitliche Belastung wird zusätzlich durch vorbestehende Erkrankungen beeinflusst. Besonders zu berücksichtigen sind chronische Erkrankungen wie Asthma bronchiale, Diabetes mellitus, Autoimmunerkrankungen oder kardiale Vorerkrankungen, die unter den Bedingungen vor Ort entgleisen oder verstärkt symptomatisch werden können.

Neben klassischen Tropenkrankheiten wie Malaria oder Schistosomiasis (Bilharziose) rücken zunehmend auch »Emerging Infectious Diseases« in den Fokus, etwa Dengue-Fieber, Chikungunya, Zika-Virus oder das virale hämorrhagische Fieber. Aufgrund klimatischer Veränderungen und infrastruktureller Eingriffe (z. B. Bewässerungsprojekte) können sich endemische Gebiete verschieben, was eine regelmäßige Aktualisierung reisemedizinischer Empfehlungen erfordert.

Nicht zuletzt sind psychische Belastungen zu beachten wie etwa Anpassungsstörungen, Erschöpfungssymptome oder Reaktionen auf soziale Isolation. Diese treten häufiger auf als vielfach angenommen und können die Rückkehr und Reintegration nach dem Arbeitsaufenthalt im Ausland erheblich erschweren.

Ziel der arbeitsmedizinischen Vorsorge ist es daher, nicht nur bestehende Risiken zu erkennen und präventive Empfehlungen auszusprechen, sondern auch nach der Rückkehr latente Infektionen oder unspezifische Beschwerden frühzeitig zu identifizieren. Dazu gehört auch die Indikationsstellung zur weiterführenden Abklärung in spezialisierten Fachgebieten wie Tropenmedizin oder Infektiologie bei auffälligen Symptomen oder Laborwerten (z. B. Eosinophilie).

5.10.4 Strukturierte Anamnese und Untersuchung

Die arbeitsmedizinische Anamnese bei geplanten Arbeitsaufenthalten im Ausland sollte systematisch erfolgen und sowohl reisebezogene als auch gesundheitliche Faktoren einbeziehen. Dabei sind insbesondere folgende Punkte zu erheben:

- Zielregion: In welches Land, welche Region oder an welchen konkreten Ort ist die Entsendung geplant? Sind weitere Ausflüge oder Inlandsreisen vorgesehen?
- Reisedauer und Zeitpunkt: Wann beginnt der Aufenthalt und wie lange wird er voraussichtlich dauern?
- Anlass und Tätigkeit: Welche konkrete Tätigkeit wird vor Ort ausgeübt?
- Reiseumstände: Findet die Reise allein oder in einer Gruppe statt?
- Unterkunft: Wie ist die Unterbringung organisiert (z. B. Hotel, Gastfamilie, Firmenunterkunft, Zelt/Container)?
- Verpflegungssituation: Wie erfolgt die Verpflegung vor Ort (z. B. Hotelrestaurant, Selbstversorgung, lokale Gastronomie)?
- Reiseerfahrung: Wurden bereits zuvor Auslandsreisen unternommen? Kam es dabei zu gesundheitlichen Problemen?
- Vorerkrankungen: Liegt eine akute oder chronische Erkrankung vor (z. B. Diabetes, Herz-Kreislauf-Erkrankungen, Immunschwäche)?
- Medikation: Werden aktuell Medikamente eingenommen? Wenn ja: Welche Präparate, Dosierung, ggf. Kühlpflichtigkeit?
- Schwangerschaft: Besteht aktuell eine Schwangerschaft oder ein Kinderwunsch?
- Reiseapotheke: Wurde bereits eine individuelle Reiseapotheke zusammengestellt?

Die körperliche Untersuchung richtet sich nach Reiseziel, Vorerkrankungen und geplanter Tätigkeit. Empfohlen wird die Beurteilung von Kreislauffunktion, pulmonalem Befund, ggf. EKG (v. a. bei Höhenlagen oder Herz-Kreislauf-Erkrankungen) sowie eine Impfstatuskontrolle.

Im Rahmen der arbeitsmedizinischen Vorsorge vor oder nach einem Auslandsaufenthalt können (je nach Risikoprofil) folgende Untersuchungen sinnvoll sein (▶ Tab. 5.15):

Tab. 5.15: Diagnostik Erstuntersuchung (Quelle: DGUV-Empfehlungen für arbeitsmedizinische Beratungen und Untersuchungen 2024, S. 984)

Basisdiagnostik	Erweiterte Diagnostik
Urinstatus (Teststreifen)	Ferritin, HbA1c, TSH
Entzündungsparameter (CRP)	HIV-Test
Großes Blutbild	Hepatitis-Serologie (A, B, C) gemäß STIKO
Leberwerte (γ-GT, GPT, GOT)	Ergometrie und/oder Lungenfunktion
Nierenwert (Kreatinin)	ggf. Antikörperstatus (z. B. Masern)
Nüchternblutzucker	
Lipidprofil (Gesamtcholesterin, HDL, LDL, Triglyzeride)	
Ruhe-EKG	

Im Rahmen der Nachuntersuchung nach einem Arbeitsaufenthalt im Ausland sollte eine aktualisierte allgemeine und arbeitsplatzbezogene Anamnese erfolgen, mit besonderem Fokus auf mögliche relevante Expositionen und Infektionsrisiken:

- Aufgetretene Erkrankungen oder Unfälle während des Auslandsaufenthalts
- Kontakt zu potenziell infektiösen Lebensmitteln oder Materialien (z. B. Rohmilch, Salate, Blut)
- Medizinische Eingriffe oder körpernahe Maßnahmen (z. B. Operationen, Zahnarzt, Tätowierungen)
- Sexualkontakte
- Kontakt mit Süßwasser (z. B. Bilharziose-Risiko)
- Tierkontakte oder -bisse
- Durchführung und Verträglichkeit einer Malariaprophylaxe

Auf Grundlage der anamnestischen Angaben und möglicher Expositionen erfolgt im Anschluss eine zielgerichtete diagnostische Abklärung, die sich an der Reisedauer, dem Risikoprofil der Zielregion sowie eventuell aufgetretenen Beschwerden orientiert (▶ Tab. 5.16).

Tab. 5.16: Diagnostik Nachuntersuchung (Quelle: DGUV-Empfehlungen für arbeitsmedizinische Beratungen und Untersuchungen 2024, S. 985)

Basisdiagnostik	Erweiterte Diagnostik
Urinstatus	Stuhluntersuchung auf Parasiten (inkl. Amöben, Lamblien – drei Proben)
CRP	Schistosomen-Antikörper bei Süßwasserexposition oder Langzeitaufenthalt in Endemiegebieten
Großes Blutbild	Ferritin, TSH, HbA1c
Leberwerte (γ-GT, GPT, GOT)	HIV-Test
Kreatinin	Hepatitis-Serologie (A, B, C) gemäß aktueller STIKO
Nüchternblutzucker	Dengue-Serologie bei zurückliegenden Fiebersymptomen im Endemiegebiet
Lipidprofil (Gesamtcholesterin, HDL, LDL, Triglyzeride)	Tuberkulose-Screening
Ruhe-EKG	Strongyloides-Antikörper, insbesondere bei bestehender Immunsuppression
	Ergometrie (bei kardiologischer Fragestellung oder Belastungsintoleranz)

Hinweis

Laboruntersuchungen erfolgen ausschließlich mit Einwilligung der untersuchten Person und unter Berücksichtigung der geltenden datenschutzrechtlichen Vorgaben. Eine serologische Diagnostik ohne konkreten Anlass ist nicht vorgesehen. Für die Durchführung einer Blutentnahme im Rahmen der Vorsorgeuntersuchung muss eine rechtfertigende medizinische Begründung vorliegen.

5.10.5 Bewertung der Untersuchungsergebnisse

Die arbeitsmedizinische Beurteilung berücksichtigt den individuellen Gesundheitszustand im Zusammenhang mit den Bedingungen des Auslandsaufenthalts. Dabei werden Erkenntnisse aus Anamnese, Untersuchung und ergänzender Diagnostik in Bezug auf Klima, Infektionsrisiken und Arbeitsaufgaben zusammengeführt.

Insbesondere folgende Aspekte sind dabei zu berücksichtigen:

- Mangelnde körperliche Anpassungsfähigkeit an besondere Umgebungsbedingungen (z. B. bei Schwangerschaft, höherem Lebensalter, Behinderungen)
- Kardiale oder vaskuläre Vorerkrankungen, wie koronare oder hypertensive Herzkrankheit oder Herzinsuffizienz

- Stoffwechselerkrankungen, insbesondere insulinpflichtiger Diabetes mellitus
- Autoimmunerkrankungen, z. B. rheumatoide Arthritis
- Nicht vollständiger Impfschutz, insbesondere gegen Infektionen mit erhöhtem Risiko im Zielgebiet

Die Beurteilung erfolgt differenziert:

- Bei fehlenden Vorerkrankungen, stabilem Gesundheitszustand und vollständigem Impfschutz bestehen in der Regel keine Bedenken hinsichtlich der Ausübung der Tätigkeit im Ausland.
- Bei weniger ausgeprägten Befunden kann eine Tätigkeit unter bestimmten Voraussetzungen, möglich sein. Dazu zählen u. a. die gesicherte ärztliche Betreuung sowie eine stabile medikamentöse Versorgung am Einsatzort.
- Liegen Erkrankungen vor, bei denen eine Verschlechterung während des Aufenthalts zu erwarten ist, kann eine Reduktion des Untersuchungsintervalls (»verkürzte Frist«) sowie ggf. ergänzende Maßnahmen erforderlich sein.
- Wenn aufgrund der Grunderkrankung ein Tätigkeitswechsel empfohlen werden muss, beispielsweise bei fehlender Versorgungssicherheit im Einsatzgebiet, ausgeprägten Funktionsbeeinträchtigungen oder hohem Risiko für Komplikationen, ist dies entsprechend im Rahmen der Vorsorge beratend anzusprechen und zu dokumentieren.

Die medizinische Entscheidung sollte immer im Kontext der Einzelgefährdung, der vorliegenden Belastungsfaktoren im Zielland sowie der psychosozialen Belastbarkeit der versicherten Person getroffen werden.

5.10.6 Empfehlung zur Beratung und Dokumentation

Die arbeitsmedizinische Beratung bei Auslandseinsätzen richtet sich nach den individuellen Untersuchungsergebnissen und den Bedingungen am Einsatzort. Sie dient der Risikominimierung, der Empfehlung präventiver Maßnahmen und der Vorbereitung auf besondere organisatorische Anforderungen.

5.10.7 Beratung der versicherten Person

Die Inhalte der Beratung können u. a. folgende Punkte umfassen:

- Arbeitsplatz- und Tätigkeitsspezifika:
  Informationen zur konkreten Arbeitssituation vor Ort, inklusive Fragen der Arbeitssicherheit, erforderlicher Schutzmaßnahmen (z. B. PSA, Strahlenschutz) sowie dem Einfordern von Unterweisungen vor Ort
- Klima, Umwelt und Infrastruktur:
  Hinweise zu klimatischen Bedingungen (z. B. Hitze, Höhe, UV-Strahlung), Luftqualität (z. B. Smog), Trinkwasserqualität, Vermeidung von Umweltgiften und zu hygienischen Standards

- Infektionsprävention und Hygiene:
  Empfehlungen zu Impfungen, Malariaprophylaxe, Reiseapotheke, persönlicher Hygiene, Lebensmittel- und Trinkwasserhygiene (»Cook it, Peel it, Boil it or Leave it«), Schutz vor Insektenstichen sowie Umgang mit Tierkontakten
  - *Besonderer Hinweis:* Impfserien sollen vor Reiseantritt abgeschlossen sein. Eine nicht abgeschlossene Grundimmunisierung sollte während des Aufenthalts fortgeführt werden. Impfstoffgaben nach Rückkehr gehören nicht mehr zur Vorsorge, sofern keine fortbestehende Gefährdung besteht (vgl. AMR 6.6).
- Reiseaspekte und Transportmittel:
  Aufklärung zu Langstreckenflügen (z. B. TVT-Risiko, Vermeidung sedierender Medikamente wie Dimenhydrinat), Zeitverschiebung, Jetlag, Umgang mit Reisetabletten. Besondere Hinweise bei Reisen mit Kleinkindern (z. B. Risiko des Sudden Infant Death Syndroms in Höhenlagen > 2.500 m)
- Soziale und kulturelle Besonderheiten des Gastlandes:
  Verhalten im öffentlichen Raum, Kleidungsvorschriften, Umgang mit Religion, Geschlechterrollen, LGBTQ-Themen, gesellschaftliche Tabus
- Medizinische Vorbereitung:
  Sicherstellung der Dauermedikation (ggf. Attest mitnehmen; Medikamente aufgeteilt auf Handgepäck und Koffer), Kontrolle des Impf- und Zahnstatus, gynäkologische und pädiatrische Vorsorge bei mitreisenden Angehörigen, Informationen zu medizinischer Versorgung vor Ort (z. B. Adressen medizinischer Zentren oder Tropeninstitute)
- Psychosoziale Stabilisierung und Notfallvorsorge:
  Besprechung möglicher psychischer Beanspruchung, Umgang mit Isolation oder Sicherheitsbedrohungen. Klare Ansprechpersonen vor Ort und im Heimatland. Hinweise auf Notfallnummern, Auslandskrankenversicherung und Rücktransportmöglichkeiten
- Besondere Hinweise bei Vorerkrankungen:
  Beratung bei chronischen Erkrankungen wie Diabetes mellitus, Hypertonie oder Herzerkrankungen – inklusive Empfehlungen zur Medikamentenmitnahme, Kontrolle des Gesundheitszustandes vor Abreise, ggf. Tropenmedizinkontakt bei Auffälligkeiten
- Dokumentation:
  Die arbeitsmedizinische Vorsorge wird in der Vorsorgebescheinigung dokumentiert. Hinweise zu Impfungen, Chemoprophylaxe oder besondere Maßnahmen können dort ebenfalls vermerkt werden.

5.10.8 Beratung des Arbeitgebenden

Ergeben sich im Rahmen der arbeitsmedizinischen Vorsorge Hinweise auf unzureichende Schutzmaßnahmen oder besondere Gefährdungen im Zusammenhang mit dem Arbeitsaufenthalt im Ausland, ist der Arbeitgebende gemäß § 3 ArbSchG und den Vorgaben der DGUV verpflichtet, die Gefährdungsbeurteilung zu überprüfen und erforderliche Arbeitsschutzmaßnahmen einzuleiten.

Die in der Arbeitsmedizin tätige Ärztin oder Arzt informiert den Arbeitgebenden formlos über:

- Etwaige Anpassungserfordernisse der Gefährdungsbeurteilung
- Empfohlene technische, organisatorische oder personenbezogene Schutzmaßnahmen
- Maßnahmen zur Sicherstellung medizinischer Versorgung (z. B. Impfungen, PSA, Notfallkonzepte)
- Fragen des Unfall- und Krankenversicherungsschutzes (inklusive Repatriierung)

Die DGUV stellt hierzu das Merkblatt »Versicherungsschutz bei Beschäftigung im Ausland« zur Verfügung. Es enthält Hinweise zum Versicherungsschutz bei Auslandsunfällen, zum Verhalten bei BK-Verdacht sowie zur Organisation des Rücktransports (siehe der folgende Link).

https://publikationen.dguv.de/widgets/pdf/download/article/2042

Hinweis zu Kostenübernahme und Schutzmaßnahmen: Impfungen, Chemoprophylaxe und präventive Maßnahmen im Rahmen der arbeitsmedizinischen Vorsorge gelten als Arbeitsschutzmaßnahmen. Die Kosten dürfen dem Beschäftigten nicht auferlegt werden (§ 3 Abs. 3 ArbSchG).

Relevante Berufskrankheiten bei Auslandsaufenthalten

- BK-Nr. 3101 »Infektionskrankheiten, wenn die versicherte Person im Gesundheitsdienst, in der Wohlfahrtspflege oder in einem Laboratorium tätig oder durch eine andere Tätigkeit der Infektionsgefahr in ähnlichem Maße besonders ausgesetzt war«
- BK-Nr. 3102 »Von Tieren auf Menschen übertragbare Krankheiten«
- BK-Nr. 3104 »Tropenkrankheiten, Fleckfieber«
- BK-Nr. 5103 »Plattenepithelkarzinome oder multiple aktinische Keratosen der Haut durch natürliche UV-Strahlung«

5.11 Tätigkeiten mit Atemschutz

5.11.1 Rechtliche Grundlagen

Die arbeitsmedizinische Beurteilung beim Einsatz von Atemschutzgeräten basiert auf mehreren Regelwerken:

- ArbMedVV (Anhang Teil 4 Abs. 1 Nr. 1 und Abs. 2 Nr. 2)
- DGUV-Regel 112–190 »Benutzung von Atemschutzgeräten« (2021)
- DGUV-Empfehlungen 2024, Abschnitt »Atemschutzgeräte« (Kap. 2.1.4 und 2.2, insbesondere zur Abgrenzung von Vorsorge- und Eignungsuntersuchung)
- AMR 14.2 »Einteilung von Atemschutzgeräten in Gruppen«
- DGUV-Vorschrift 49 und DGUV-Regel 105–049 (Feuerwehr)

Die Unterscheidung zwischen arbeitsmedizinischer Vorsorge und Eignungsuntersuchung ist entscheidend:

- Eine Pflichtvorsorge nach ArbMedVV ist erforderlich bei Tätigkeiten mit erhöhter Gefährdung durch das Tragen von Atemschutzgeräten, z. B. bei Geräten der Gruppen 2 und 3.
- Eine Eignungsuntersuchung ist erforderlich, wenn besondere Anforderungen an Einsatzbelastung, Entscheidungsfähigkeit, Orientierung oder Sicherheit vorliegen – etwa im Feuerwehrdienst, bei Polizei, Rettungseinsätzen oder unter erschwerten Umgebungsbedingungen. Grundlage hierfür sind Vorschriften wie DGUV-Vorschrift 49 sowie dienstspezifische Regelungen.

Die DGUV-Empfehlungen 2024 betonen: Die arbeitsmedizinische Vorsorge dient der gesundheitlichen Beratung und Früherkennung. Sie ersetzt keine Eignungsprüfung. Letztere darf nur bei rechtlicher Grundlage erfolgen. Vorsorge und Eignung sind daher klar zu trennen, sowohl in Zielsetzung als auch in Methodik und Dokumentation. Ob eine Eignungs- oder Vorsorgeuntersuchung erforderlich ist, ergibt sich aus der Gefährdungsbeurteilung und liegt in der Verantwortung des Arbeitgebenden.

5.11.2 Indikationsstellung

Die Indikation zur arbeitsmedizinischen Vorsorge richtet sich nach der Belastungskategorie des verwendeten Atemschutzgeräts gemäß AMR 14.2:

- Gruppe 1: Gerätegewicht ≤ 3 kg und Atemwiderstand ≤ 5 mbar
- *Beispiel:* Halbmasken mit Partikelfilter P2, Fluchtgeräte mit geringer Tragedauer
- Gruppe 2: Gewicht 3–5 kg oder Atemwiderstand > 5 mbar
- *Beispiel:* Vollmasken mit Gas- oder Kombinationsfilter, Filtergeräte mit Gebläseunterstützung
- Gruppe 3: Gewicht > 5 kg
- *Beispiel:* Isoliergeräte (z. B. Pressluftatmer), umluftunabhängige Geräte mit hoher Eigenlast

Pflichtvorsorge ist angezeigt bei:

- Geräten der Gruppen 2 und 3

Angebotsvorsorge bei:

- Geräten der Gruppe 1

Eignungsuntersuchungen sind indiziert:

- Bei hohem psychophysischem Anforderungsprofil (z. B. Innenangriff Feuerwehr, Rettung aus Höhen, Arbeiten unter Chemikalienschutz)
- Wenn Tätigkeiten mit Zeitdruck, Hitze, Entscheidungsdruck und Teaminteraktion erfolgen

5.11.3 Gesundheitliche Belastungen

Zu den relevanten Belastungen beim Tragen von Atemschutzgeräten zählen:

- Erhöhter Atemwiderstand
- Gerätegewicht und Volumen
- Wärmestau, eingeschränkte Wärmeabgabe
- Sichtfeld- und Kommunikationsbehinderung
- Eingeschränkte Beweglichkeit und manuelle Geschicklichkeit
- Psychische Belastungen: Platzangst, Stress, Paniksymptomatik
- Kombination mit Hitzeschutzkleidung oder Chemikalienschutzanzug

5.11.4 Strukturierte Anamnese und Untersuchung

Anamnese

- Chronische Erkrankungen der Atemwege (Asthma, COPD, interstitielle Lungenerkrankungen)?
- Kardiovaskuläre Erkrankungen (Hypertonie, KHK, Herzinsuffizienz)?
- Neurologische Erkrankungen (Epilepsie, Gleichgewichtsstörungen)?
- Stoffwechselerkrankungen (Diabetes mellitus – Risiko Hypoglykämie im Einsatz)?
- Psychische Erkrankungen oder belastende Vorerfahrungen?
- Medikamenteneinnahme mit Auswirkungen auf Reaktionsfähigkeit?
- Medikamenten-, Alkohol- oder Drogenabusus?
- Impfstatus: Überprüfung der Grundimmunisierung gegen Tetanus sowie, bei Tätigkeiten im Rettungsdienst oder mit vergleichbarem Infektionsrisiko, der Immunität gegen Hepatitis B

Körperliche Untersuchung

- Pulmonaler Befund (Auskultation, Spirometrie)
- Blutdruck, Herzfrequenz, ggfs. EKG und Ergometrie

- Neurologischer Status (Gleichgewicht, Koordination)
- Seh- und Hörvermögen (einsatzspezifisch erforderlich)
- Maskenverträglichkeit (z. B. Hauterkrankungen, Narben, Zahnstatus)
- Urinstatus (Leukozyten, Eiweiß, Erythrozyten)
- Blutwerte inklusive Leber- und Nierenparameter (z. B. Kreatinin, GFR, Transaminasen)
- BMI-Bestimmung

Hinweis

Laboruntersuchungen erfolgen ausschließlich mit Einwilligung der untersuchten Person und unter Berücksichtigung der geltenden datenschutzrechtlichen Vorgaben. Eine serologische Diagnostik ohne konkreten Anlass ist nicht vorgesehen. Für die Durchführung einer Blutentnahme im Rahmen der Vorsorgeuntersuchung muss eine rechtfertigende medizinische Begründung vorliegen.

5.11.5 Apparative Diagnostik

Spirometrie

- FEV_1, FVC und Tiffeneau-Index beurteilen
- Feuerwehrdienst: FEV_1/FVC ≥ 70 %; FEV_1 und FVC ≥ 80 % des Sollwerts erforderlich
- Bei Abweichungen: Bodyplethysmografie oder Diffusionsmessung erwägen

Exkurs: FEV_1, FVC und Tiffeneau-Index (FEV_1/FVC)

- FEV_1 (Forciertes Exspiratorisches Volumen in 1 Sekunde): Luftmenge, die innerhalb der ersten Sekunde forciert ausgeatmet werden kann. Normwert: ≥ 80 % des alters-, geschlechts- und größenbezogenen Sollwerts
- FVC (Forcierte Vitalkapazität): Maximale Luftmenge, die nach vollständiger Einatmung forciert ausgeatmet werden kann. Normwert: ≥ 80 % des Sollwerts
- Tiffeneau-Index (FEV_1/FVC): Verhältnis aus FEV_1 und FVC; Maß für den Strömungswiderstand der Atemwege. Normwert: ≥ 70 % (nach GOLD-Kriterien), altersabhängig ggf. höher (AMBOSS, 2025c)

Belastungsuntersuchung/Ergometrie

- Durchführung in Anwesenheit einer Ärztin oder Arztes mit Ruhe-EKG, Blutdruck & Aufklärung
- Beginn i. d. R. mit 75 W, Steigerung je nach Fragestellung in 25- bis 50-W-Stufen alle zwei Minuten
- Für Vorsorge: mindestens drei Stufen/Für Eignung: mindestens fünf Stufen

- Abbruch bei pathologischen Symptomen oder Grenzwertüberschreitungen (z. B. Angina Pectoris oder Blutdruck systolisch > 250 mmHg, diastolisch > 120 mmHg)

Hinweis zur Ausbelastung

Zur orientierenden Beurteilung der erreichten Belastungsgrenze kann die maximale Herzfrequenz (HFmax) herangezogen werden. Eine häufig verwendete Faustformel lautet:

HFmax = 220 – Lebensalter (in Jahren)

Ein Belastungsabbruch wird in der Regel dann empfohlen, wenn 90–100 % der berechneten HFmax erreicht sind oder pathologische Befunde auftreten. Diese Formel dient der Orientierung und ist individuell zu interpretieren (z. B. bei Betablocker-Einnahme oder Ausdauertrainierten mit niedrigerer HF) (AMBOSS, o.J.c).

Kontraindikationen (DGUV-Empfehlungen)

- Absolute Kontraindikationen: akuter Myokardinfarkt (< 48 h), instabile Angina Pectoris, akute Lungenembolie, symptomatische Herzinsuffizienz, schwere Aortenstenose, akute Myo-/Perikarditis, akute Aortendissektion
- Relative Kontraindikationen: schwere Hypertonie (> 200/110 mmHg), AV-Block, hypertrophe Kardiomyopathie, Elektrolytstörungen, fieberhafte Infekte, erhebliche psychische/physische Einschränkungen

Beurteilungsparameter

- Watt/kg Körpergewicht (siehe Referenztabellen in den DGUV-Empfehlungen 2024, S. 1137 ff.)
- Blutdruck- und Herzfrequenzverhalten, EKG-Veränderungen
- Nachbelastungsphase: mindestens sechs Minuten und Erreichen der Ausgangsfrequenz und des Ausgangsblutdruckwerts, kontinuierliches Monitoring

Sehtest/Hörtest

- Sehschärfe (Nähe und Ferne), Farbsehen
- Audiometrie (z. B. bei Nutzung von Funkgeräten im Einsatz)

5.11.6 Bewertung der Untersuchungsergebnisse

Die Beurteilung erfolgt tätigkeitsspezifisch:

- Ist eine sichere Durchführung unter Atemschutz möglich?
- Besteht eine ausreichende Leistungsreserve (kardiopulmonal, psychisch)?
- Liegen Hinweise auf eine verminderte Belastungstoleranz vor?

Eine Eignungsbeurteilung ist nur unter Berücksichtigung der Arbeitsplatzverhältnisse auf Grundlage der Gefährdungsbeurteilung und der individuellen Beanspruchung möglich. Die Kriterien können die Ärztin oder den Arzt unterstützen, die arbeitsmedizinischen Erkenntnisse aus Anamnese und Arbeitsanamnese sowie ggf. der Untersuchung zu beurteilen und im Rahmen der abschließenden Beratung der versicherten Person mitzuteilen.

Dabei werden Erkrankungen z. B. des Herz-Kreislauf-Systems, der Atemwege, des Nervensystems sowie der Psyche und des Stoffwechsels gelistet. Auch Hautveränderungen oder anatomische Besonderheiten, die den Dichtsitz von Masken beeinträchtigen, können bedeutsam sein. Die Relevanz richtet sich jeweils nach der eingesetzten Gerätegruppe (1–3) und der Einsatzumgebung.

Für die ärztliche Bewertung sind die differenzierten Beurteilungskriterien gemäß DGUV-Empfehlungen 2024 ab Seite 1008 heranzuziehen. Diese enthalten eine krankheitsspezifische Matrix, abgestuft nach Relevanz für die jeweiligen Atemschutzgruppen. Die zusätzliche Übersicht ab Seite 1077 konkretisiert das Vorgehen bei Erst- und Folgeuntersuchungen und empfiehlt differenzierte Maßnahmen bei gesundheitlichen Einschränkungen. Beide Tabellen sollten im Zusammenhang interpretiert werden, um eine tätigkeitsspezifische und risikoadaptierte Empfehlung auszusprechen. Eine isolierte Anwendung einer der beiden Übersichten ist nicht ausreichend.

5.11.7 Empfehlung zur Beratung und Dokumentation

Beratung

Die Beratung der untersuchten Person umfasst allgemeine Aspekte der Einsatzbelastung sowie die spezifischen Risiken beim Tragen von Atemschutzgeräten.

- Rückmeldung zu individueller Belastbarkeit
- Hinweise zu Risiken durch Wärmestau, Atemwiderstand
- Umgang mit Stress und Paniksymptomen unter Belastung
- Korrektes Anlegen, Dichtsitzprüfung, PSA-Kombination
- Möglichkeit alternativer Einsatzbereiche bei Einschränkungen

Dokumentation

Für grundsätzliche Hinweise zur Dokumentation sowie zur Festlegung von Wiederholungsfristen siehe ▶ Kap. 6.2 und ▶ Kap. 6.3.

- Vorsorgebescheinigung nach ArbMedVV mit Angabe zur Gerätegruppe
- Ergebnis der Spirometrie/Ergometrie (z. B. Watt/kg, FEV_1 %Soll) – nur an den Beschäftigten

Ein möglicher Befundtext könnte wie folgt lauten: »Eine stufenweise Belastung bis … *Watt* ohne Erreichen der Ausbelastungsherzfrequenz. Keine Herzrhythmusstörungen. Keine Zeichen der Myokardischämie. Blutdruckverhalten *adäquat/überschießend.* Maximaler Blutdruck … *mmHg*, maximale Herzfrequenz … */min.* Erholungsphase *normal/verlängert.* Trainingszustand *mangelhaft/ausreichend/gut/sehr gut.*«

- Empfehlungen zur Wiederholungsfrist (▶ Tab. 5.17)

Tab. 5.17: Nachuntersuchungsfristen (Quelle: DGUV-Vorschrift 49 »Feuerwehren« – Nachuntersuchungsfristen, Anlage 1, Seite 23)

Gefährdende Tätigkeit	Nachuntersuchungsfristen (in Monaten)
Personen bis 50 Jahren	36
Personen über 50 Jahren	12

Hinweis zur Nachuntersuchung ab dem 50. Lebensjahr

Obwohl eine Nachuntersuchung gemäß der zuletzt bestimmten Frist grundsätzlich bis zum 51. oder 52. Lebensjahr Gültigkeit behält, wird aus arbeitsmedizinischer Sicht eine Wiedervorstellung spätestens ab Erreichen des 50. Lebensjahres empfohlen. Die Frist zur Folgeuntersuchung sollte in diesen Fällen manuell angepasst werden, um altersbedingten Veränderungen der Belastbarkeit frühzeitig Rechnung zu tragen.

5.11.8 Kommunikation der Eignung

Gegenüber der arbeitgebenden Stelle wird ausschließlich die Beurteilung der Eignung in den Kategorien:

- geeignet,
- geeignet unter bestimmten Voraussetzungen,
- befristet ungeeignet bis [Datum] oder
- nicht geeignet

übermittelt.

Eine Mitteilung von Diagnosen oder medizinischen Details erfolgt nicht. Die Rücksprache mit der untersuchten Person ist zu dokumentieren. Die Übergabe der Eignungsbeurteilung an die arbeitgebende Stelle erfolgt in der Regel durch die beschäftigte Person selbst. Eine direkte Befundmitteilung durch den untersuchenden Arzt oder die untersuchende Ärztin an die arbeitgebende Stelle findet nicht statt. Die Verantwortung für die Weitergabe liegt bei der beschäftigten Person.

Gegenüber der arbeitgebenden Stelle dürfen keine medizinischen Befunde weitergegeben werden. Schriftlich dokumentiert wird ausschließlich die arbeitsmedizinische Eignungsbeurteilung in den genannten Kategorien. Ein möglicher Befundtext für die Bescheinigung lautet:

> *»Es liegen Voraussetzungen vor, welche schriftlich und mündlich mit der beschäftigten Person festgelegt wurden.«*

Sämtliche ärztlichen Unterlagen verbleiben in der vertraulichen arbeitsmedizinischen Dokumentation.

5.12 Arbeiten in sauerstoffreduzierter Atmosphäre

5.12.1 Rechtliche Grundlagen

Die arbeitsmedizinische Beurteilung bei Tätigkeiten in sauerstoffreduzierter Atmosphäre erfolgt nicht im Rahmen der ArbMedVV, sondern als Eignungsuntersuchung gemäß spezifischer Gefährdungen und betrieblicher Anforderungen. Eine Pflicht- oder Angebotsvorsorge ist in diesem Zusammenhang nicht vorgesehen. Grundlage der Eignungsbeurteilung sind die besonderen Belastungen durch eine reduzierte Sauerstoffkonzentration, wie sie beispielsweise in Höhenlagen, Tunneln mit Inertisierung oder in Schutzgasatmosphären auftreten können.

Die Beurteilung stützt sich auf:

- Die DGUV-Empfehlungen 2024, Abschnitt »Arbeiten in sauerstoffreduzierter Atmosphäre« (Kap. 2.2, ab S. 1037 ff.)
- DGUV-Information 205–006: »Arbeiten in sauerstoffreduzierter Atmosphäre«
- DGUV-Information 250–010: »Eignungsbeurteilung in der betrieblichen Praxis«

Eine Abgrenzung zu Tätigkeiten mit Atemschutz ist erforderlich, da bei sauerstoffreduzierter Umgebung kein Atemschutzgerät zur Kompensation verwendet wird. Vielmehr steht die reduzierte Umgebungsatmosphäre selbst im Zentrum der arbeitsmedizinischen Beurteilung.

5.12.2 Indikationsstellung

Eine arbeitsmedizinische Vorsorge ist angezeigt bei:

- Geplanten Tätigkeiten in Höhenlagen (> 2.500 m NN)
- Arbeiten in Schutzgas- oder Inertgasatmosphären (z. B. Stickstoff, Argon), z. B. in Silos, Tanks, Kaltlagern
- Tätigkeiten mit systemischer Exposition gegenüber Hypoxie durch technische Maßnahmen (z. B. Flutung von Räumen mit Stickstoff zur Brandvermeidung)

5.12.3 Gesundheitliche Belastungen

Die Exposition gegenüber einer reduzierten Sauerstoffkonzentration (unterhalb ca. 17 Vol.–%) kann zu folgenden Belastungen führen:

- Erhöhte Atemfrequenz und vertiefte Atmung (Hyperventilation)
- Steigerung der Herzfrequenz und des Blutdrucks
- Verminderte körperliche und geistige Leistungsfähigkeit
- Kopfschmerzen, Schwindel, Konzentrationsstörungen, Übelkeit
- Erhöhtes Risiko für kardiale oder zerebrale Ereignisse bei vorbestehender Erkrankun

Besonders kritisch sind rasche Übergänge zwischen normoxischer und hypoxischer Umgebung sowie Tätigkeiten mit zusätzlicher körperlicher Belastung.

5.12.4 Strukturierte Anamnese und Untersuchung

Anamnese

- Bestehen kardiale oder pulmonale Vorerkrankungen (z. B. KHK, Herzinsuffizienz, COPD)?
- Gibt es neurologische oder psychische Vorerkrankungen?
- Vorliegen eines Hypertonus, Diabetes mellitus oder Adipositas?
- Medikamenteneinnahme mit Einfluss auf Kreislauf oder Atmung?
- Frühere Beschwerden bei Aufenthalt in Höhenlagen?

Untersuchung

- Allgemeinstatus mit Gewicht, BMI und Blutdruck
- Auskultation von Herz und Lunge
- Ruhe-EKG
- Lungenfunktionsprüfung (Spirometrie)

- Optional: 24-Stunden-Blutdruckmessung oder Belastungs-EKG bei Auffälligkeiten
- Ggf. Blutbild inklusive Hb, Hkt, Retikulozyten

Apparative Diagnostik

- Spirometrie:
  - Erfassung von FEV_1, FVC und Tiffeneau-Index zur Beurteilung der Lungenfunktion
- Ergometrie:
  - Stufenweise Belastung unter kontinuierlicher EKG- und Blutdruckkontrolle
  - Ziel: Erfassung der maximalen Leistungsfähigkeit und des kardiozirkulatorischen Ansprechens
  - Wichtig: Keine Ergometrie bei bestehenden Kontraindikationen (z. B. instabile AP, akute kardiale Ereignisse)
- Optionale Verfahren:
  - SpO_2-Messung in Ruhe und ggf. unter Belastung
  - Testverfahren unter Hypoxiebedingungen (z. B. normobarer Hypoxietest) in spezialisierten Einrichtungen

5.12.5 Bewertung der Untersuchungsergebnisse

Die Beurteilung erfolgt tätigkeitsbezogen und unter Berücksichtigung der geplanten Aufenthaltsdauer und Höhe sowie individueller Risikofaktoren. Zu beachten sind:

- Lungenfunktion $\geq$ 80 % vom Soll (Tiffeneaux-Index: FEV_1/FVC)
- Normales Blutdruck- und EKG-Verhalten unter Belastung
- Keine Hinweise auf relevante kardiale oder pulmonale Einschränkungen
- Subjektives Befinden (z. B. Höhenverträglichkeit)

Ein individuelles Risikoprofil sollte erstellt werden. Personen mit bekannten Erkrankungen oder eingeschränkter Hypoxietoleranz sind nur unter definierten Schutzmaßnahmen (z. B. Einsatzbegrenzung, ständige Überwachung, Zusatzsauerstoff) einsetzbar.

5.12.6 Empfehlung zur Beratung und Dokumentation

Beratung

Die Beratung der untersuchten Person umfasst allgemeine Aspekte der Einsatzbelastung sowie die spezifischen Risiken durch eine hypoxische Umgebung.

- Aufklärung über mögliche Symptome der Hypoxie
- Hinweise zu Eigenbeobachtung und Abbruchkriterien (z. B. Schwindel, Dyspnoe, Tachykardie)
- Notwendigkeit regelmäßiger Pausen, Flüssigkeitszufuhr und ggf. Akklimatisierung
- Schulung im Umgang mit Gasüberwachungs- und Alarmsystemen

Dokumentation

Für grundsätzliche Hinweise zur Dokumentation sowie zur Festlegung von Wiederholungsfristen siehe ▶ Kap. 6.2 und ▶ Kap. 6.3.

5.12.7 Kommunikation der Eignung

Wie im vorherigen Kapitel beschrieben, wird der arbeitgebenden Stelle ausschließlich die Eignungsbeurteilung in den Kategorien *geeignet, geeignet unter bestimmten Voraussetzungen, befristet ungeeignet bis [Datum]* oder *nicht geeignet* mitgeteilt. Medizinische Details oder Diagnosen werden nicht weitergegeben. Die Rücksprache mit der untersuchten Person ist zu dokumentieren. Die Übergabe der Eignungsbeurteilung an die arbeitgebende Stelle erfolgt in der Regel durch die beschäftigte Person selbst; eine direkte Mitteilung durch die in der Arbeitsmedizin tätige Ärztin oder Arzt findet nicht statt. Die Verantwortung für die Weitergabe liegt bei der beschäftigten Person.

Gegenüber der arbeitgebenden Stelle dürfen keine medizinischen Befunde weitergegeben werden. Schriftlich dokumentiert wird ausschließlich die arbeitsmedizinische Eignungsbeurteilung in den genannten Kategorien. Ein möglicher Befundtext für die Bescheinigung lautet:

»Es liegen Voraussetzungen vor, welche schriftlich und mündlich mit der beschäftigten Person festgelegt wurden.«

Sämtliche ärztlichen Unterlagen verbleiben in der vertraulichen arbeitsmedizinischen Dokumentation.

5.13 Arbeiten mit Absturzgefahr

5.13.1 Rechtliche Grundlagen

Die arbeitsmedizinische Beurteilung bei Tätigkeiten mit Absturzgefahr erfolgt nicht im Rahmen der ArbMedVV, sondern als Eignungsuntersuchung gemäß spezifischer Rechtsgrundlagen und betrieblicher Anforderungen. Eine Pflicht- oder Angebotsvorsorge ist in diesem Zusammenhang nicht vorgesehen. Die

Grundlage für die Eignungsbeurteilung ergibt sich aus der konkreten Gefährdung am Arbeitsplatz, insbesondere bei Tätigkeiten mit Absturzrisiko in Höhen oder an ungesicherten Kanten.

Die Beurteilung stützt sich auf:

- Die DGUV-Empfehlung 2024, Abschnitt »Arbeiten mit Absturzgefahr« (Kap. 2.2, ab S. 1050 ff.)
- Die Anforderungen der TRBS 2121

Ziel der Untersuchung ist die individuelle Beurteilung, ob eine Person gesundheitlich geeignet ist, Tätigkeiten mit Absturzrisiko sicher auszuüben, insbesondere unter Verwendung persönlicher Schutzausrüstung gegen Absturz (PSAgA) und unter erschwerten Bedingungen (z. B. Höhe, Wetter, eingeschränkte Sicht, körperliche Belastung).

5.13.2 Indikationsstellung

Eine arbeitsmedizinische Untersuchung ist indiziert bei Tätigkeiten mit Absturzgefährdung, insbesondere bei den folgenden Arbeiten:

- Auf hochgelegenen, ungesicherten Arbeitsplätzen (z. B. Gerüste, Leitern, Dächer, Antennenträger)
- An oder über Absturzkanten, bei denen kein technischer Seitenschutz besteht
- Mit Verwendung von PSAgA (z. B. Auffanggurt, Höhensicherungsgerät)
- Bei erschwerten Umgebungsbedingungen (z. B. enge Platzverhältnisse, schlechte Sicht, Wind, Nässe)

Die Gefährdungsbeurteilung sollte unter Berücksichtigung der TRBS 2121 erfolgen. Hierbei sind insbesondere Höhenunterschiede, Beschaffenheit des Untergrundes und mögliche Verletzungsgefahren bei einem Absturz einzubeziehen.

5.13.3 Gesundheitliche Belastungen

Tätigkeiten mit Absturzgefahr sind mit spezifischen physischen und psychischen Anforderungen verbunden, die in besonderem Maße gesundheitliche Belastungen darstellen können. Die Anforderungen ergeben sich aus der Arbeitshöhe, den Umgebungsbedingungen, dem Einsatz persönlicher Schutzausrüstung gegen Absturz (PSAgA) sowie der Notwendigkeit sicherer Bewegungskoordination und psychischer Stabilität in potenziell gefährlichen Situationen.

Typische gesundheitliche Belastungsfaktoren sind:

- Höhenbedingte Anforderungen an Gleichgewicht und Raumorientierung, insbesondere bei Tätigkeiten auf Gerüsten, Dächern, Masten oder Kränen. Schon geringe Unsicherheiten in der Gleichgewichtskontrolle oder den koordinativen Fähigkeiten können das Unfallrisiko deutlich erhöhen.

- Kreislaufbelastungen durch körperlich fordernde Arbeit in exponierter Lage, z. B. bei Montagearbeiten, beim Klettern oder Tragen von PSA bei Hitze. Auch kurzfristige orthostatische Kreislaufreaktionen, insbesondere bei älteren Personen oder unter Medikamenteneinfluss, sind zu berücksichtigen.
- Psychische Beanspruchung durch Höhe, Unsicherheit oder instabile Untergründe. Personen mit Höhenangst, Neigung zu Panikreaktionen oder mit psychischen Vorerkrankungen (z. B. Angststörungen, Depressionen mit Somatisierungstendenz) sind unter diesen Bedingungen besonders gefährdet.
- Einschränkung der Sinneswahrnehmung, z. B. durch schlechte Sicht, Witterungseinflüsse, Ohrenschutz oder das Tragen von Helmen. Dies erfordert eine intakte sensorische Integration sowie gutes visuelles und akustisches Reaktionsvermögen.
- Monotone Tätigkeiten mit erhöhter Unfallgefahr durch Ermüdung oder Vigilanzminderung, z. B. bei langen Standzeiten auf Hebebühnen, an Außenfassaden oder bei Nachtarbeiten.
- Spezifische Risiken bei Verwendung der PSAgA, insbesondere:
  - Druckstellen, muskuläre Ermüdung und Einschränkung der Beweglichkeit
  - Risiko eines Hängetraumas bei längerem regungslosen Hängen nach Sturz
  - Psychische Belastung durch permanente Sicherungspflicht und eingeschränkte Bewegungsfreiheit

Für bestimmte Personen kann bereits eine Kombination aus moderater Höhentätigkeit und Kreislaufbelastung gesundheitlich kritisch sein. Daher ist eine individuelle, fallbezogene Einschätzung unerlässlich.

Exkurs: Hängetrauma

Was ist ein Hängetrauma?

Das Hängetrauma (auch orthostatisches Hängesyndrom) bezeichnet einen potenziell lebensgefährlichen Zustand, der auftritt, wenn eine Person nach einem Absturz längere Zeit bewegungslos in einem Auffanggurt hängt. Durch die aufrechte Haltung ohne Muskelaktivität sackt das Blut in die Beine. Der Rückfluss zum Herzen sinkt drastisch, was zu einem Blutdruckabfall, Bewusstseinsverlust und im schlimmsten Fall zu Kreislaufstillstand führen kann.

Wie entsteht es?

Die Ursache liegt im Ausfall der sogenannten Muskelpumpe bei völliger Bewegungslosigkeit. Bereits nach wenigen Minuten kann es zu Schwindel, Übelkeit und Sehstörungen kommen. Ohne Rettung kommt es zum Bewusstseinsverlust. Eine zu schnelle Umlagerung in Rückenlage nach der Rettung kann ein

Reflow-Syndrom verursachen, bei dem sich zuvor gestautes Blut mit Stoffwechselabbauprodukten unkontrolliert in den Kreislauf entleert.

Wie kann man vorbeugen?

Alle Beschäftigten, die mit PSAgA arbeiten, sollten in der Lage sein, sich selbst zu entlasten oder Dritte zu alarmieren. Der Betrieb muss ein funktionierendes, einsatznahes Rettungskonzept mit Notfallplan vorhalten. Aus arbeitsmedizinischer Sicht ist auf die kardiovaskuläre Belastbarkeit, einen stabilen Kreislauf und das Fehlen orthostatischer Beschwerden zu achten. Personen mit Vorerkrankungen oder Neigung zu Schwindel, Kreislaufinstabilität oder Angstreaktionen sollten nicht für solche Tätigkeiten eingesetzt werden.

Wichtig für die Praxis

Bereits kurze Hängezeiten können kritisch sein. Im Zweifel gilt: keine Freigabe zur Tätigkeit mit Absturzrisiko ohne sichere körperliche und psychische Eignung (Lechner et al., 2019).

5.13.4 Strukturierte Anamnese und Untersuchung

Allgemeine Anamnese

- Vegetative Beschwerden (Schwindel, Synkopen, Müdigkeit)
- Gebrauch von Suchtmitteln (Alkohol, Rauchen, Drogen)
- Medikamente mit sedierender oder kardiovaskulärer Wirkung (z. B. Psychopharmaka, Betablocker, Antivertiginosa)
- Vorerkrankungen, insbesondere:
  - Psychische Erkrankungen (z. B. Höhenangst, Panikattacken)
  - Neurologische Erkrankungen (z. B. Epilepsie, Schädel-Hirn-Trauma, ischämische Ereignisse)
  - Herz-Kreislauf-Erkrankungen (z. B. Rhythmusstörungen, Herzinsuffizienz, Hypertonie)
  - Stoffwechselerkrankungen (z. B. insulinpflichtiger Diabetes, Hypoglykämie-Risiko)
  - Erkrankungen von Ohr, Auge, Gleichgewicht, Bewegungsapparat

Arbeitsanamnese

- Art der Tätigkeit und Arbeitsaufgaben
- Einsatzbedingungen (Höhe, Wetter, Zugang, PSA)
- Individuelle Belastungswahrnehmung und Beschwerden

Aktualisierung bei Nachuntersuchung

- Neue Erkrankungen oder Unfälle seit letzter Beurteilung
- Schwindel, Synkopen oder Bewusstseinsstörungen
- Veränderungen der Tätigkeit oder Arbeitsplatzbedingungen

Körperliche Untersuchung

Die körperliche Untersuchung dient der funktionellen Einschätzung zentraler Fähigkeiten, die für Absturztätigkeiten erforderlich sind.

- Allgemeiner Status:
  - Vollständiger Ganzkörperstatus inklusive Inspektion, Auskultation und Palpation
  - Blutdruckmessung in Ruhe und ggf. nach Orthostase-Reaktion
  - Beurteilung von Herzfrequenz, Hautkolorit, Atmung, Körperhaltung
- Neurologische Untersuchung:
  - Orientierender Reflex- und Sensibilitätsstatus
  - Prüfung der Kopf-Körper-Gleichgewichtsfunktion (Romberg-Stehversuch, Unterberger-Tretversuch)
  - Ggf. weiterführende fachärztliche Diagnostik bei Auffälligkeiten
- Bewegungsapparat:
  - Beurteilung der Beweglichkeit aller großen Gelenk
  - Funktionelle Überprüfung von Schultergürtel, Wirbelsäule, Hüft- und Kniegelenken
  - Kraftprüfung der oberen und unteren Extremitäten
  - Beurteilung von Koordination, Stabilität, Mobilität unter Lastbedingungen
- Körpermaße und Belastbarkeit:
  - Erfassung von Größe, Gewicht und BMI
  - Bei BMI ≥ 30: Beurteilung der kardiopulmonalen Belastbarkeit mittels Ergometrie empfohlen
  - Dokumentation von auffälligen Körperproportionen oder Trageeinschränkungen (z. B. Gurtverlauf bei starkem Bauchumfang)

5.13.5 Apparative Diagnostik

Die apparative Diagnostik richtet sich nach dem individuellen Risikoprofil und der geplanten Tätigkeit. Sie ergänzt die körperliche Untersuchung und dient der objektiven Beurteilung der Belastbarkeit, Sinnesfunktionen sowie des Herz-Kreislauf-Status.

Bei der Erstuntersuchung empfohlen sind:

- Ruhe-EKG zur Erfassung möglicher Rhythmusstörungen oder Zeichen einer kardialen Vorerkrankung

- Ergometrie zur Einschätzung der körperlichen Belastbarkeit, insbesondere bei *erhöhtem BMI, Alter über 40 oder auffälliger Anamnese* (z. B. Dyspnoe, Leistungsminderung)
- Spirometrie zur Beurteilung der Lungenfunktion, v. a. bei Verdacht auf obstruktive oder restriktive Ventilationsstörungen
- Audiometrie zur Überprüfung des Hörvermögens – insbesondere zur Beurteilung der Fähigkeit, Warnsignale in der Höhe wahrzunehmen
- Optometrie mit Prüfung des Fern- und Nahvisus, Farbsehens und ggf. Gesichtsfeldes; Mindestanforderung: beidäugiger korrigierter Visus $\geq 0{,}7$
- Laborparameter wie kleines Blutbild, Glucose, γ-GT, GPT, Kreatinin sowie Urinstatus zur Einschätzung allgemeiner Stoffwechsel- und Organfunktion

Auffällige Befunde bedingen eine gezielte fachärztliche Abklärung. Dabei gilt stets: Die Untersuchung muss verhältnismäßig, medizinisch begründbar und vom Einverständnis der versicherten Person gedeckt sein. Untersuchungen dürfen nicht gegen den Willen durchgeführt werden. Wird eine notwendige Untersuchung abgelehnt, kann keine abschließende Eignung ausgesprochen werden.

5.13.6 Bewertung der Untersuchungsergebnisse

Die Beurteilung erfolgt stets in Bezug auf:

- Die individuelle gesundheitliche Konstitution
- Die Anforderungen der konkreten Tätigkeit
- Die vorliegenden Arbeitsplatz- und Gefährdungsbedingungen

Ziel ist eine sachlich fundierte Eignungseinschätzung. Dabei lassen sich folgende Kategorien unterscheiden:

- *»geeignet«*
  - Keine relevanten medizinisch-auffälligen Befunde
  - Keine Beeinträchtigung der Sinnesfunktionen, Koordination oder Belastbarkeit
  - Uneingeschränkte Tätigkeit möglich, keine Maßnahmen erforderlich
- *»geeignet unter bestimmten Voraussetzungen«*
  - Leichte oder gut kompensierte gesundheitliche Einschränkungen
  - Eignung nur unter bestimmten Voraussetzungen möglich, z. B.:
    - Regelmäßige Kontrolluntersuchungen (verkürzte Frist)
    - Fachärztliche Stellungnahme oder Verlaufskontrolle
    - Organisatorische Maßnahmen wie Einsatzbegrenzung oder Supervision
    - Angepasste persönliche Schutzausrüstung (z. B. Gurt mit Entlastungssystem)
  - Rücksprache mit behandelnden Ärztinnen oder Ärzten empfohlen (z. B. bei Diabetes, kardiologischen Vorerkrankungen)
- *»nicht geeignet«*

- Erhebliche oder nicht kompensierbare gesundheitliche Einschränkungen, z. B.:
  - Orthostatische Synkopen, Epilepsie, relevante Schwindelsyndrome
  - Psychische Erkrankungen mit Höhenangst oder Panikattacken
  - Deutliche Einschränkungen der Beweglichkeit oder Koordination
  - Stark eingeschränktes Seh- oder Hörvermögen, das die Tätigkeit gefährdet
  - Kardiovaskuläre Instabilität, schlecht eingestellter Diabetes mellitus
- Erhöhtes Risiko für plötzliche Bewusstseinsveränderungen
- Sichere Ausführung der Tätigkeit nicht gewährleistet
- Tätigkeitswechsel medizinisch empfohlen

• Hinweise bei Ablehnung der Untersuchung:
  - Wenn eine medizinisch notwendige Untersuchung abgelehnt wird, kann keine Eignung ausgesprochen werden
  - Dies ist der untersuchten Person im Rahmen der Beratung mitzuteilen
  - Mögliche arbeitsrechtliche Konsequenzen

5.13.7 Empfehlung zur Beratung und Dokumentation

Die abschließende Beratung erfolgt individuell auf Grundlage der erhobenen Befunde, der Arbeitsplatzbedingungen und der Gefährdungsbeurteilung.

Beratung der Beschäftigten

- Erläuterung der Ergebnisse der Anamnese, körperlichen Untersuchung und apparativen Diagnostik
- Besprechung der individuellen gesundheitlichen Eignung für Tätigkeiten mit Absturzgefahr
- Aufklärung über die Wirkung von Medikamenten, insbesondere bei sedierender oder blutdrucksenkender Wirkung
- Empfehlung bei erhöhter Gefährdung durch Erkrankungen (z. B. Schwindel, Hypoglykämie, Panik)
- Information über mögliche Schutzmaßnahmen oder Einsatzmöglichkeiten bei Einschränkungen
- Beratung zu präventivem Verhalten, z. B.:
  - Einhalten von Pausenregelungen
  - Ausreichende Flüssigkeitszufuhr
  - Gesicherter Sitz der PSA
  - Regelmäßiges Training von Gleichgewicht und Kraft
- Verhaltenshinweise bei Beschwerden oder Zwischenfällen (z. B. ärztliche Abklärung, Information der Vorgesetzten)
- Aufklärung über Risiken eines Hängetraumas und Hinweis auf bestehende Rettungskonzepte

Beratung des Unternehmens

Die Beratung erfolgt ausschließlich, wenn dies für den Arbeitsschutz oder zur Aktualisierung der Gefährdungsbeurteilung erforderlich ist. Medizinische Diagnosen werden nicht weitergegeben. Stattdessen werden sachbezogene Empfehlungen ausgesprochen, zum Beispiel zu technischem oder organisatorischem Verbesserungsbedarf, zu Einsatzbedingungen und Arbeitsplatzgestaltung oder zu einer sinnvollen Begrenzung der Einsatzdauer beziehungsweise Ergänzung bestehender Maßnahmen.

Dokumentation

Für grundsätzliche Hinweise zur Dokumentation sowie zur Festlegung von Wiederholungsfristen siehe ▶ Kap. 6.2 und ▶ Kap. 6.3.

5.13.8 Kommunikation der Eignung

Wie im vorherigen Kapitel beschrieben, wird der arbeitgebenden Stelle ausschließlich die Eignungsbeurteilung in den Kategorien *»geeignet«*, *»geeignet unter bestimmten Voraussetzungen«*, *»befristet ungeeignet bis [Datum]«* oder *»nicht geeignet«* mitgeteilt. Medizinische Details oder Diagnosen werden nicht weitergegeben. Die Rücksprache mit der untersuchten Person ist zu dokumentieren. Die Übergabe der Eignungsbeurteilung an die arbeitgebende Stelle erfolgt in der Regel durch die beschäftigte Person selbst; eine direkte Mitteilung durch die in der Arbeitsmedizin tätige Ärztin oder Arzt findet nicht statt. Die Verantwortung für die Weitergabe liegt bei der beschäftigten Person.

Gegenüber der arbeitgebenden Stelle dürfen keine medizinischen Befunde weitergegeben werden. Schriftlich dokumentiert wird ausschließlich die arbeitsmedizinische Eignungsbeurteilung in den genannten Kategorien. Ein möglicher Befundtext für die Bescheinigung lautet:

> *»Es liegen Voraussetzungen vor, welche schriftlich und mündlich mit der beschäftigten Person festgelegt wurden.«*

Sämtliche ärztlichen Unterlagen verbleiben in der vertraulichen arbeitsmedizinischen Dokumentation.

5.14 Fahr-, Steuer- und Überwachungstätigkeiten

5.14.1 Rechtliche Grundlagen

Die Eignungsbeurteilung bei Fahr-, Steuer- und Überwachungstätigkeiten beruht nicht auf der Verordnung zur arbeitsmedizinischen Vorsorge (ArbMedVV). Diese schließt explizit den Nachweis gesundheitlicher Eignung aus (§ 2 Abs. 1 Nr. 5 ArbMedVV). Entsprechend stellt die Eignungsbeurteilung eine eigenständige Maßnahme außerhalb der arbeitsmedizinischen Vorsorge dar.

Rechtsgrundlagen ergeben sich aus spezifischen Rechtsvorschriften (z. B. Fahrerlaubnis-Verordnung, Triebfahrzeugführerscheinverordnung), aus arbeitsrechtlichen Vereinbarungen (z. B. Arbeitsverträgen, Tarifverträgen, Betriebsvereinbarungen) oder aus schutzbezogenen Anforderungen, wenn Gefährdungen für Dritte bestehen.

Die DGUV-Empfehlung für Fahr-, Steuer- und Überwachungstätigkeiten (DGUV, 2024, Abschnitt »Fahr-, Steuer- und Überwachungstätigkeiten«, Kap. 2.2, ab S. 1082 ff.) dient als fachliche Orientierung für in der Arbeitsmedizin tätige Ärztinnen und Ärzte. Sie benennt typische Tätigkeiten mit erhöhtem Risiko, beschreibt geeignete ärztliche Verfahren und strukturiert die Anforderungen an die Beurteilung der Eignung. Eine rechtliche Verpflichtung zur Anwendung der Empfehlungen besteht jedoch nicht. Es handelt sich um eine praxisbasierte Leitlinie.

Die ärztliche Untersuchung im Rahmen einer Eignungsbeurteilung stellt grundsätzlich einen Eingriff in die körperliche Unversehrtheit und die informationelle Selbstbestimmung der betroffenen Person dar. Sie darf daher ausschließlich bei wirksamer, freiwilliger und informierter Einwilligung erfolgen. Darüber hinaus muss jede Untersuchung dem Grundsatz der Verhältnismäßigkeit entsprechen: Sie ist nur zulässig, wenn sie geeignet, erforderlich und im konkreten Fall angemessen ist.

5.14.2 Indikationsstellung

Konkret benennt die DGUV unter anderem folgende Tätigkeiten, bei denen das Gefährdungspotenzial im Einzelfall zu prüfen ist:

- Führen von Kränen
- Führen von kraftbetriebenen Flurförderzeugen mit Fahrersitz oder -stand
- Führen von Erdbaumaschinen
- Führen von Schienenbahnen und Fahrzeugen
- Führen von Pistenraupen
- Betrieb von Seilschwebebahnen und Schleppliften
- Arbeiten im Bereich von Gleisanlagen
- Sicherungstätigkeiten, z. B. Sicherungsposten bei Gleisarbeiten

- Überwachungstätigkeiten in Leitwarten (z. B. in Kraftwerken, Raffinerien, Verkehrsunternehmen)

Erneute Eignungsbeurteilungen während des laufenden Beschäftigungsverhältnisses sind nur unter bestimmten Voraussetzungen zulässig. Neben der Einwilligung der betroffenen Person muss eine wirksame arbeitsrechtliche Grundlage vorliegen, etwa eine vertragliche Vereinbarung, eine tarifliche Regelung oder eine Betriebsvereinbarung. Unzulässig sind rein schematische Reihenuntersuchungen ohne konkreten Bezug zu einer Gefährdungslage oder ohne Rechtsgrundlage.

Zusammenfassend sind Eignungsbeurteilungen im laufenden Arbeitsverhältnis nur zulässig bei:

- Rechtlicher Verpflichtung (z. B. gesetzliche Vorschriften)
- Konkreten, begründeten Zweifeln an der gesundheitlichen Eignung
- Übernahme neuer Tätigkeiten mit verändertem Anforderungsprofil
- Regelmäßiger ärztlicher Überprüfung bei besonders sicherheitsrelevanten Tätigkeiten

5.14.3 Gesundheitliche Belastungen

Fahr-, Steuer- und Überwachungstätigkeiten stellen besondere Anforderungen an die kognitive Leistungsfähigkeit, das Reaktionsvermögen und die psychische Belastbarkeit der Beschäftigten. Die Tätigkeiten sind häufig mit langen Konzentrationsphasen, hoher Verantwortung für Personen oder Sachwerte sowie einer eingeschränkten Bewegungsfreiheit verbunden. Je nach Einsatzgebiet können zusätzlich monotone Arbeitsbedingungen, Zeitdruck, Lärm oder ungünstige klimatische Einflüsse auftreten.

Typische Belastungsfaktoren sind:

- Langanhaltende Tätigkeiten in statischen Körperhaltungen (z. B. Sitzen in Kabinen, Führerständen oder Leitwarten)
- Hohe Anforderungen an Aufmerksamkeit, Konzentration und schnelles Reaktionsvermögen
- Psychische Belastung durch Verantwortung für Mensch und Technik
- Nachtschichtarbeit oder unregelmäßige Arbeitszeiten mit Auswirkungen auf Schlaf und Erholung
- Begrenzte soziale Interaktion, isolierte Arbeitsplätze
- Reizüberflutung oder Reizarmut, z. B. im Schichtbetrieb mit wechselnden Umgebungsreizen

Erkrankungen, wie sie in der Anamnese systematisch erfasst werden, etwa kardiovaskuläre, neurologische oder psychische Störungen, sind im Einzelfall zu bewerten. Ihre Relevanz für die sichere Ausführung der Tätigkeit hängt von Art, Ausprägung und Verlauf der Erkrankung sowie von der konkreten Arbeitsplatzsituation ab.

5.14.4 Strukturierte Anamnese und körperliche Untersuchung

Die Anamnese bildet die Grundlage der Eignungsbeurteilung und muss gezielt auf gesundheitliche Einschränkungen ausgerichtet sein, die die sichere Ausführung der Tätigkeit gefährden können. Sie orientiert sich an den spezifischen Anforderungen der jeweiligen Tätigkeit sowie an typischen Erkrankungsbildern, die sicherheitsrelevant werden können.

Allgemeine Anamnese

Folgende Punkte sind regelhaft zu erfragen:

- Bestehende (Dauer-)Medikation, insbesondere mit zentralnervöser oder sedierender Wirkung
- Diabetes mellitus (insbesondere mit Hypoglykämieneigung)
- Herz-Kreislauf-Störungen (z. B. Rhythmusstörungen, Synkopen, Angina pectoris)
- Störungen des Gleichgewichtssinns
- Neurologische Erkrankungen (z. B. Epilepsie, Parkinson, Schlaganfall)
- Psychische Erkrankungen (z. B. Depression, Sucht, Demenz)
- Schlafbezogene Atmungsstörungen (z. B. Schlafapnoe)

Bei einem BMI > 30 und dem Vorliegen weiterer Risikofaktoren wie Hypertonie, KHK, COPD oder Zustand nach Schlaganfall besteht ein erhöhtes Risiko für das Vorliegen einer schlafbezogenen Atmungsstörung. In diesen Fällen ist eine vertiefte Anamnese erforderlich.

Screening auf schlafbezogene Atmungsstörungen

Empfohlen wird die Kombination aus gezielten Fragen und ggf. dem Einsatz der Epworth Sleepiness Scale (ESS) (siehe Zusatzmaterial 5). Ein ESS-Wert > 10 spricht für pathologische Tagesschläfrigkeit und sollte Anlass für weiterführende Diagnostik geben. Ergänzend können folgende Fragen hilfreich sein:

1. Schnarchen Sie regelmäßig?
2. Gibt es Hinweise auf nächtliche Atemaussetzer?
3. Fühlen Sie sich tagsüber ungewöhnlich müde?
4. Sind Sie bereits bei der Arbeit oder beim Fahren ungewollt eingeschlafen?

Arbeitsanamnese

Die arbeitsplatzbezogene Anamnese sollte erfassen:

- Art und Dauer der ausgeübten Tätigkeit
- Schicht- oder Nachtarbeit
- Bestehende Arbeitsplatzbelastungen (z. B. Monotonie, Reizüberflutung, Verantwortung)
- Frühere Tätigkeiten mit ähnlichem Anforderungsprofil
- Bisherige Beschwerden im Arbeitskontext

Körperliche Untersuchung

Die körperliche Untersuchung dient der orientierenden Erfassung funktioneller Einschränkungen. Sie umfasst:

- Orientierende neurologische Untersuchung (z. B. Reflexstatus, Koordination, Muskelkraft)
- Gleichgewichtstest, beispielsweise Romberg-Versuch (siehe Zusatzmaterial 3), Unterberger-Tretversuch (siehe Zusatzmaterial 4) oder Einbeinstand
- Orientierende Prüfung von Seh- und Hörvermögen
- Herz-Kreislauf-Status mit Blutdruck-Kontrolle, Herzfrequenz und Auskultation
- Orientierende Untersuchung des Bewegungsapparats (insbesondere bei Tätigkeiten mit Aufstieg, Maschinenbedienung oder Schichtdienst)

Die ärztliche Einschätzung des Gesprächsverhaltens, der Konzentration und der emotionalen Stabilität fließt ergänzend in die Beurteilung ein. Bei auffälligem Eindruck kann eine gezielte weiterführende Diagnostik erforderlich sein.

5.14.5 Apparative Diagnostik

Die apparative Diagnostik richtet sich nach dem jeweiligen Tätigkeitsfeld und den damit verbundenen sensorischen Anforderungen. Zur Bewertung der gesundheitlichen Eignung werden vier Tätigkeitsgruppen unterschieden, für die abgestufte Anforderungen an Seh- und Hörvermögen gelten. Die erforderlichen Testverfahren und Grenzwerte ergeben sich aus dem jeweiligen Tätigkeitsprofil und der zugeordneten Anforderungsstufe (▶ Tab. 5.18). Grundlage hierfür ist die Übersicht der DGUV-Empfehlungen, 2024, Kap 2.2, ab S. 1090 ff.

Zusätzlich können bei entsprechender Fragestellung weiterführende Untersuchungen wie eine Spiroergometrie, eine gezielte Hördiagnostik oder ein Screening auf schlafbezogene Atmungsstörungen notwendig sein. Die Auswahl der apparativen Verfahren trifft die untersuchende Ärztin oder der untersuchende Arzt auf Grundlage der Anamnese und der Gefährdungsbeurteilung.

Tab. 5.18: Übersicht apparativer Anforderungen bei Fahr-, Steuer- und Überwachungstätigkeiten (Quelle: DGUV, 2024, S. 1090 ff.)

Tätigkeitsgruppe	**Beispiele**	**Sehschärfe Ferne (Visus)** ***Einäugigkeit (nur nach Einzelfallprüfung)***	**Sehschärfe Nähe (Visus)**	**Räumliches Sehen**	**Farbsinn**	**Dämmerungssehen/Blendungsempfindlichkeit (nur bei erhöhten Anforderungen)**	**Gesichtsfeld**	**Hören**
Gruppe 1	Kfz im nicht-öffentlichen Raum* (z. B. Lkw, Omnibus, Pistenpflegegeräte) Schienenfahrzeuge, große Hubarbeitsbühnen	0,63/0,5 oder beidäugig 0,8; einäugig: 0,8	je nach Gefährdungsbeurteilung bzw. Arbeitsaufgabe	ja	ja	ja	ja, normales Gesichtsfeld. Perimetrie bei Erstuntersuchung; ab dem vollendeten 40. Lebensjahr mindestens bei jeder zweiten Untersuchung	Flüstersprache, bei Auffälligkeiten ggf. ergänzende Diagnostik
Gruppe 2	Gabelstapler mit Hubeinrichtung, Kräne, Hebebühnen	0,63/0,5 oder beidäugig 0,8; einäugig: 0,8	siehe oben	ja	-	-	ja, siehe oben	siehe oben
Gruppe 3	Kfz* (z. B. Pkw, Motorräder), Schlepper, Flurförderzeuge ohne Hubeinrichtung	0,5/0,5 oder beidäugig 0,63; einäugig: 0,63	siehe oben	-	-	-	tätigkeitsbezogen ausreichendes Gesichtsfeld. Perimetrie bei Hinweisen auf Gesichtsfeldausfälle	siehe oben

Tab. 5.18: Übersicht apparativer Anforderungen bei Fahr-, Steuer- und Überwachungstätigkeiten (Quelle: DGUV, 2024, S. 1090 ff.) – Fortsetzung

Tätigkeitsgruppe	**Beispiele**	**Sehschärfe Ferne (Visus)** ***Einäugigkeit (nur nach Einzelfallprüfung)***	**Sehschärfe Nähe (Visus)**	**Räumliches Sehen**	**Farbsinn**	**Dämmerungssehen/Blendungsempfindlichkeit (nur bei erhöhten Anforderungen)**	**Gesichtsfeld**	**Hören**
Gruppe 4	Leitstände, Kontrollräume, Stellwerke	0,63/0,5 oder beidäugig 0,8; einäugig: 0,8	0,63/0,5	-	-	-	siehe oben	siehe oben

* Führen von Kraftfahrzeugen, soweit keine verkehrsrechtlichen Vorschriften zu beachten sind: Gemeint sind Fahrzeuge, die außerhalb des öffentlichen Straßenverkehrs eingesetzt werden, z. B. auf Werksgeländen, Industrieflächen oder abgesperrten Betriebshöfen. Hier gelten nicht die Anforderungen der Fahrerlaubnis-Verordnung (FeV), dennoch kann eine arbeitsmedizinische Eignungsbeurteilung erforderlich sein, insbesondere bei Fremdgefährdung.
Räumliches Sehen: tätigkeitsbezogen ausreichendes räumliches Sehen.
Farbsinn: tätigkeitsbezogen ausreichender Farbsinn. Bei Auffälligkeiten ggf. Präzisierung mittels Anomaloskop: keine Störung im Rotbereich mit einem Anomalquotienten kleiner als 0,5.
Dämmerungssehen/ Blendungsempfindlichkeit: Parameter:
- ohne Blendung: Kontrast 1 : 2,7 bei Umfeldleuchtdichte 0,032 cd/m²
- mit Blendung: Kontrast 1 : 2,7 bei Umfeldleuchtdichte 0,1 cd/m²

5.14.6 Bewertung der Untersuchungsergebnisse

Die ärztliche Beurteilung der gesundheitlichen Eignung erfolgt tätigkeitsbezogen und orientiert sich an der konkreten Gefährdungssituation sowie am Ergebnis der medizinischen Untersuchung. Grundlage ist die Zuordnung der Tätigkeit zu einer Anforderungsgruppe mit spezifischen Anforderungen an Wahrnehmungsleistung, Belastbarkeit und Verantwortungsumfang.

Im Zentrum der Bewertung steht die Frage, ob die gesundheitlichen Voraussetzungen erfüllt sind, um die vorgesehene Tätigkeit sicher auszuüben, ohne sich selbst oder Dritte zu gefährden. Dabei ist auch zu prüfen, ob eine bestehende gesundheitliche Einschränkung durch technische, organisatorische oder personenbezogene Maßnahmen kompensiert werden kann.

Die Beurteilung erfolgt tätigkeits- und zeitpunktbezogen und wird in vier Stufen eingeteilt (▶ Tab. 5.19). Diese Form der gestuften Beurteilung ermöglicht eine präzisere arbeitsmedizinische Einschätzung und eröffnet auch bei vorübergehender Einschränkung die Möglichkeit einer späteren Wiedereingliederung.

Tab. 5.19: Stufen der Eignungsbeurteilung bei Fahr-, Steuer- und Überwachungstätigkeiten (Quelle: DGUV, 2024b, S. 1099)

Einstufung	Bedeutung für die Tätigkeit
Geeignet	Alle Anforderungen werden erfüllt. Eine Einschränkung liegt nicht vor
Geeignet unter bestimmten Voraussetzungen	Die Tätigkeit ist unter bestimmten Bedingungen möglich, zum Beispiel mit Sehhilfe oder bei ausschließlicher Tagtätigkeit
Befristet ungeeignet bis [Datum]	Die gesundheitliche Eignung ist aktuell nicht gegeben, zum Beispiel bei akuter Erkrankung
Nicht geeignet	Die Anforderungen können auch unter Hilfsbedingungen nicht erfüllt werden

5.14.7 Empfehlungen zur Beratung und Dokumentation

Für grundsätzliche Hinweise zur Dokumentation sowie zur Festlegung von Wiederholungsfristen siehe ▶ Kap. 6.2 und ▶ Kap. 6.3.

Die Rückmeldung an den Arbeitgebenden darf ausschließlich die Teilnahme an der Eignungsbeurteilung enthalten. Medizinische Diagnosen, Behandlungsdetails oder Hinweise auf Krankheitsursachen sind nicht zu übermitteln. Schriftlich dokumentiert wird ausschließlich die arbeitsmedizinische Eignungsbeurteilung in den genannten Kategorien. Ein möglicher Befundtext für die Bescheinigung lautet:

> *»Es liegen Voraussetzungen vor, welche schriftlich und mündlich mit der beschäftigten Person festgelegt wurden.«*

Die untersuchte Person kann hingegen eine differenzierte persönliche Rückmeldung erhalten, zum Beispiel mit Empfehlungen zur medizinischen Abklärung, zur Nachuntersuchung oder zu individuellen gesundheitlichen Maßnahmen.

In besonderen Fallkonstellationen, etwa bei chronischen Grunderkrankungen, Einäugigkeit, neurologischen oder psychischen Vorerkrankungen, erfolgt die Entscheidung über die Eignung immer im Einzelfall. Dabei können mit Einwilligung der betroffenen Person auch ärztliche Fremdbefunde oder Stellungnahmen hinzugezogen werden. Bei Bedarf sollte eine interdisziplinäre Abstimmung im betrieblichen Kontext erfolgen, etwa mit Fachkräften für Arbeitssicherheit, Personalverantwortlichen oder behandelnden Ärztinnen und Ärzten.

5.14.8 Kommunikation der Eignung

Wie im vorherigen Kapitel beschrieben, wird der arbeitgebenden Stelle ausschließlich das Ergebnis der Eignungsbeurteilung mitgeteilt. Die Rückmeldung erfolgt in den unter *Bewertung der Untersuchungsergebnisse* dargestellten Kategorien. Medizinische Details oder Diagnosen werden nicht weitergegeben. Die Rücksprache mit der untersuchten Person ist zu dokumentieren. Die Übergabe der Eignungsbeurteilung an die arbeitgebende Stelle erfolgt in der Regel durch die beschäftigte Person selbst; eine direkte Mitteilung durch die in der Arbeitsmedizin tätige Ärztin oder Arzt findet nicht statt. Die Verantwortung für die Weitergabe liegt bei der beschäftigten Person.

5.15 Fahrerlaubnis-Verordnung

5.15.1 Rechtliche Grundlagen

Die Fahrerlaubnis-Verordnung (FeV) regelt in Deutschland die Anforderungen an das Erteilen, Erneuern und Behalten einer Fahrerlaubnis. In der arbeitsmedizinischen Praxis betrifft dies vor allem die gesetzlich vorgeschriebenen Eignungsuntersuchungen bei Verlängerung von Fahrerlaubnissen der Klassen C und D (z. B. Lkw- und Busführerscheine). Die rechtliche Grundlage hierfür ist in § 24 Abs. 1 FeV festgelegt. Demnach wird die Fahrerlaubnis für diese Klassen befristet (in der Regel auf fünf Jahre) und darf nur verlängert werden, wenn die körperliche und geistige Eignung sowie das Sehvermögen durch entsprechende ärztliche Gutachten erneut nachgewiesen werden.

Für die Verlängerung der Klassen C, CE, C1, C1E genügt ein allgemeines ärztliches Gutachten. Bei den Klassen D, DE, D1, D1E (▶ Abb. 5.6) ist zusätzlich ein augenärztliches Gutachten erforderlich. Bei Erstantrag oder Verlängerung ab dem 50. Lebensjahr kann zudem eine leistungspsychologische Untersuchung verlangt werden.

	A	> 50 cm³ > 45 km/h (alt max 25 kW – 0,16 kW/kg)
	A1	max. 125 cm³ max. 11 kW 16 < max. 80 km/h < 18
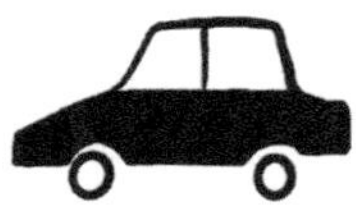	B	max. 3,5 t max. 8+1 Pers. Anhänger < 750 kg
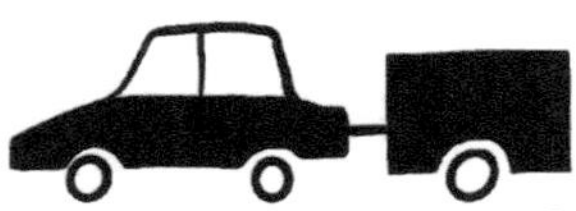	BE	Anhänger > 750 kg
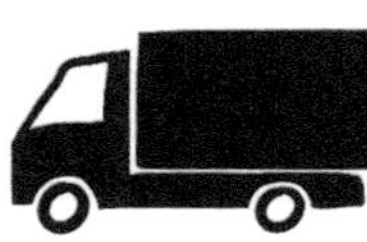	C1	> 3,5 t < 7,5 t max. 8+1 Pers. Anhänger < 750 kg
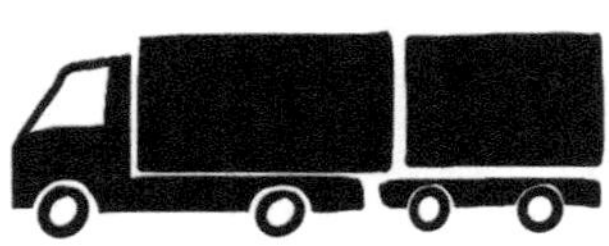	C1E	Anhänger > 750 kg max. 12 t

SR

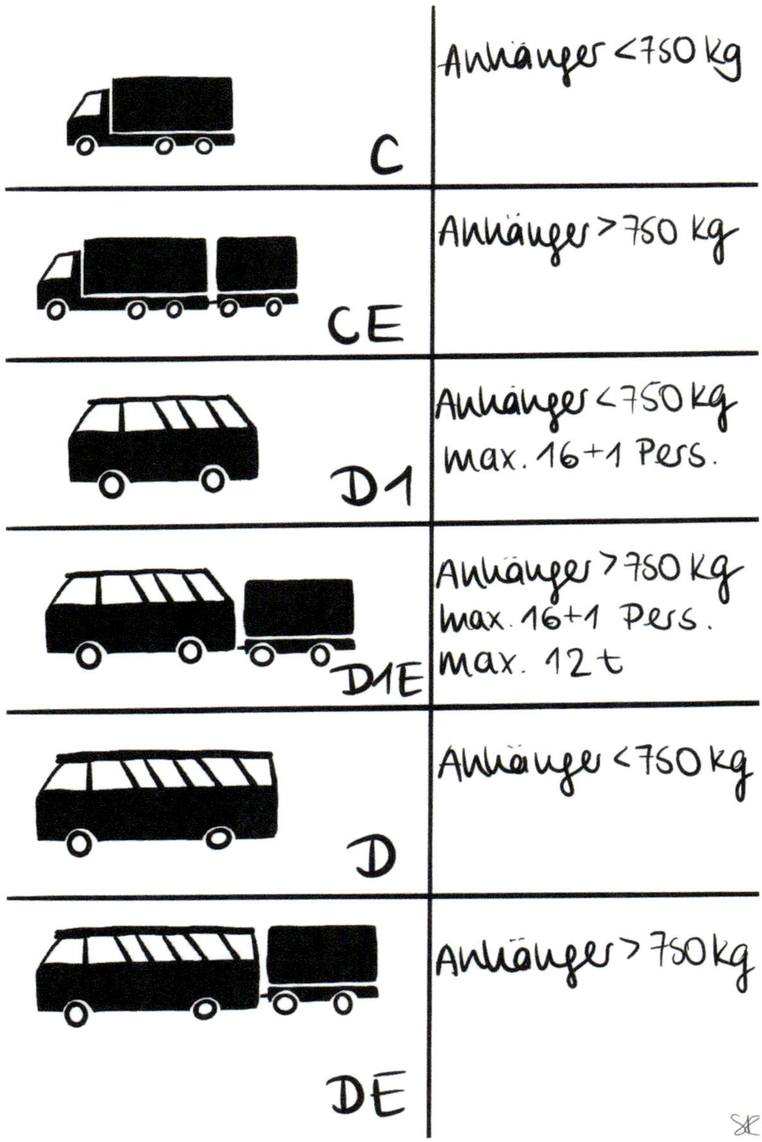

Abb. 5.6: Führerscheinklassen; eigene Darstellung nach § 6 Fahrerlaubnis-Verordnung [FeV] (Grafik: Sophia Rudolf)

In diesem Zusammenhang werden in der Arbeitsmedizin tätige Ärztinnen und Ärzte häufig mit der Durchführung der medizinischen Untersuchung und des Sehtests beauftragt. Die Begutachtung erfolgt in der Regel anhand der Vorgaben der Anlagen 5 und 6 der FeV (ärztliches Gutachten, augenärztliche Anforderungen). Für die ärztliche Bewertung von Eignung und bedingter Eignung, insbesondere bei grenzwertigen Befunden oder chronischen Erkrankungen, sind ergänzend die *Begutachtungsleitlinien zur Kraftfahreignung* (DGVP, BASt, 2022) heranzuziehen, die bundesweit als fachlich anerkannter Standard gelten und die praktische Auslegung der FeV konkretisieren.

Es handelt sich hierbei um eine verkehrsrechtlich geregelte Eignungsuntersuchung, nicht um eine arbeitsmedizinische Vorsorge nach ArbMedVV. Die Verantwortung für die Beauftragung und Einhaltung der gesetzlichen Fristen liegt bei der fahrererlaubnisbesitzenden Person sowie beim Unternehmen.

5.15.2 Strukturiere Anamnese und Untersuchung

Die ärztliche Untersuchung nach Fahrerlaubnis-Verordnung (FeV) erfolgt auf Basis eines standardisierten Gutachtens gemäß *Anlage 5*. Ziel ist es, auszuschließen, dass gesundheitliche Einschränkungen vorliegen, die die Eignung zum sicheren Führen eines Kraftfahrzeugs im Straßenverkehr beeinträchtigen.

Die Anamnese erfolgt strukturiert und orientiert sich an den in der FeV genannten Risikobereichen. Sie umfasst insbesondere folgende Punkte:

- Vorerkrankungen mit Relevanz für Aufmerksamkeit, Reaktionsvermögen oder Orientierung (z. B. neurologische Erkrankungen, Psychosen, Schädel-Hirn-Trauma)
- Kardiovaskuläre Erkrankungen (z. B. Synkopen, Rhythmusstörungen, Herzinsuffizienz)
- Metabolische Störungen (z. B. Diabetes mellitus mit hypoglykämischen Episoden)
- Abhängigkeitserkrankungen (Alkohol, Medikamente, Drogen)
- Regelmäßige Einnahme sedierender oder psychoaktiver Medikamente
- Psychiatrische Erkrankungen mit potenzieller Relevanz für die Verkehrssicherheit
- Relevante Sehstörungen oder bekannte Augenerkrankungen
- Operative Eingriffe oder stationäre Aufenthalte der letzten Jahre
- Bestehende Schwerbehinderung, ggf. mit Eintrag im Führerschein
- Auffällige Tagesschläfrigkeit mit möglicher Schlafapnoe (anhand Epworth Sleepiness Scale – siehe Zusatzmaterial 5)

5.15.3 Zur körperlichen Untersuchung gehören

- Orientierende neurologische Status-Erhebung (Kognition, Koordination, Sensomotorik)
- Kreislauf- und Herzfrequenzkontrolle, bei Bedarf Ruhe-EKG
- Prüfung von Beweglichkeit, Kraft und Gleichgewicht
- Bei Auffälligkeiten: gezielte Zusatzuntersuchungen oder Überweisung zur Fachärztin oder zum Facharzt

Die Untersuchung sollte in ruhiger Atmosphäre erfolgen, die untersuchte Person sollte Gelegenheit erhalten, Medikamente oder relevante Befunde vorzulegen.

Gegebenenfalls ist eine Rücksprache mit der hausärztlichen oder behandelnden Praxis hilfreich, insbesondere bei komplexeren Vorerkrankungen.

In der arbeitsmedizinischen Praxis erfolgt die Dokumentation meist auf dem Vordruck *»Ärztliches Gutachten nach Anlage 5 FeV«* (siehe Zusatzmaterial 18) mit Unterschrift und Stempel, ggf. ergänzt durch einen kurzen Freitext. Die Vorlage wird der untersuchten Person zur Vorlage bei der Fahrerlaubnisbehörde übergeben.

5.15.4 Apparative Diagnostik

Die apparative Diagnostik zur Beurteilung des Sehvermögens erfolgt bei bestimmten Fahrerlaubnisklassen verpflichtend nach den Vorgaben der *Anlage 6 FeV*. Sie ist erforderlich bei der Erteilung oder Verlängerung der Klassen C, CE, C1, C1E, D, D1, DE, D1E sowie bei einer Fahrerlaubnis zur Fahrgastbeförderung.

Augenärztliche Untersuchung – nach Anlage 6 FeV Punkt 2

Die Untersuchung kann durch eine augenärztlich tätige Person, eine arbeitsmedizinisch oder betriebsmedizinisch qualifizierte ärztliche Person, eine ärztliche Person bei einer Begutachtungsstelle für Fahreignung oder eine ärztliche Person des öffentlichen Gesundheitsdienstes erfolgen.

Folgende Mindestanforderungen sind zu erfüllen:

- Zentrale Tagessehschärfe (Visus): mindestens 0,8 auf jedem Auge, beidäugig mindestens 1,0. Eine Korrektur mit Gläsern von mehr als plus 8,0 Dioptrien (sphärisches Äquivalent) ist nicht zulässig. Dies gilt nicht für Kontaktlinsen oder intraokulare Linsen.
- Normales Farbensehen, geprüft mit einem geeigneten Test (zum Beispiel Ishihara- oder Velhagen-Tafeln)
- Normales Gesichtsfeld, geprüft entweder automatisch mit einem Halbkugelperimeter (mindestens 70 Grad rechts und links sowie 30 Grad oben und unten, insgesamt 100 geprüfte Orte pro Auge) oder manuell nach Goldmann mit mindestens vier Prüfmarken an je zwölf Orten (▶ Abb. 5.7)
- Ausreichendes Stereosehen, geprüft mit einem geeigneten Verfahren (zum Beispiel Random-Dot-Test) (siehe der folgende Kasten)
- Ausreichendes Kontrast- oder Dämmerungssehen, einschließlich Prüfung der Blendempfindlichkeit, mit einem standardisierten anerkannten Verfahren

Stereosehen in der arbeitsmedizinischen Eignungsuntersuchung

Stereosehen beschreibt die Fähigkeit, mithilfe beider Augen ein dreidimensionales Bild wahrzunehmen. Es setzt eine intakte beidäugige Sehfunktion, ausreichende Sehschärfe auf beiden Augen sowie eine koordinierte Augenstellung voraus.

Im Rahmen der Eignungsuntersuchung nach FeV dient der Test des Stereosehens als ergänzende Beurteilung der visuellen Leistungsfähigkeit. Ein eingeschränktes oder fehlendes Stereosehen allein schließt die Fahreignung nicht zwingend aus, kann jedoch bei zusätzlichen Auffälligkeiten im Gesichtsfeld, bei der Augenbeweglichkeit oder bei Schielstellungen hinweisgebend sein.

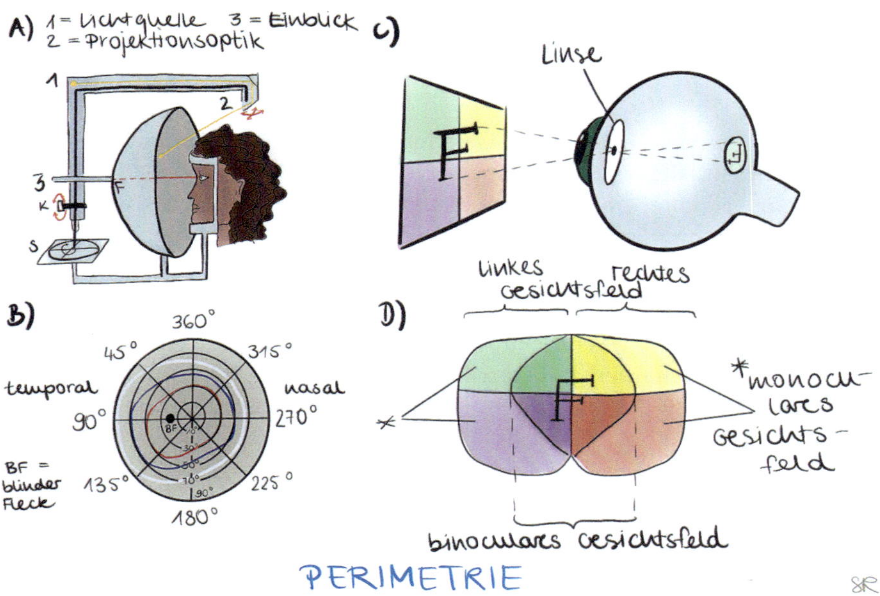

Abb. 5.7: Darstellung der Perimetrie.
A) Prinzip der Untersuchung mit Lichtquelle, Projektionsoptik und Fixationspunkt. B) Typisches Gesichtsfeldschema mit Angabe des blinden Flecks (BF). C) Optische Abbildung auf der Netzhaut mit Trennung in linkes und rechtes Gesichtsfeld. D) Überlagerung beider Gesichtsfelder mit Abgrenzung des binokularen und monokularen Bereichs.
(Modifiziert nach: https://d2wg98g6yh9seo.cloudfront.net/users/214639/214639_VupaCaBitapamaTa8997762623913578.jpg, Zugriff am 29.08.2025; Grafik: Sophia Rudolf).

Wenn die oben genannten Anforderungen nicht eindeutig erfüllt sind, ist zusätzlich eine augenärztliche Untersuchung erforderlich. Das augenärztliche Gutachten beziehungsweise die Bescheinigung dürfen bei Antragstellung nicht älter als ein Jahr sein.

Exkurs: Beurteilung pathologischer Gesichtsfeldbefunde

Die Bewertung des Gesichtsfeldes ist ein zentraler Bestandteil der augenärztlichen Diagnostik im Rahmen der Eignungsuntersuchung nach Anlage 6 FeV. Ein normales binokulares Gesichtsfeld ist für die sichere Teilnahme am Straßenverkehr essenziell.

Bei der Perimetrie gelten folgende Bewertungskriterien:

- Das binokulare Gesichtsfeld sollte horizontal mindestens 120 bis 140 Grad betragen.
- Vertikal werden mindestens 30 Grad in beide Richtungen gefordert.
- Zentrale Ausfälle bis 20 Grad um die Fixation gelten als besonders relevant.
- Absolute Skotome im zentralen Bereich, insbesondere im Bereich der Blickfeldmitte, führen in der Regel zur Ablehnung der Fahreignung.

Die folgenden augenärztlichen Erkrankungen treten häufig im Zusammenhang mit pathologischen Gesichtsfeldbefunden auf und sind im Hinblick auf die Fahreignung differenziert zu beurteilen:

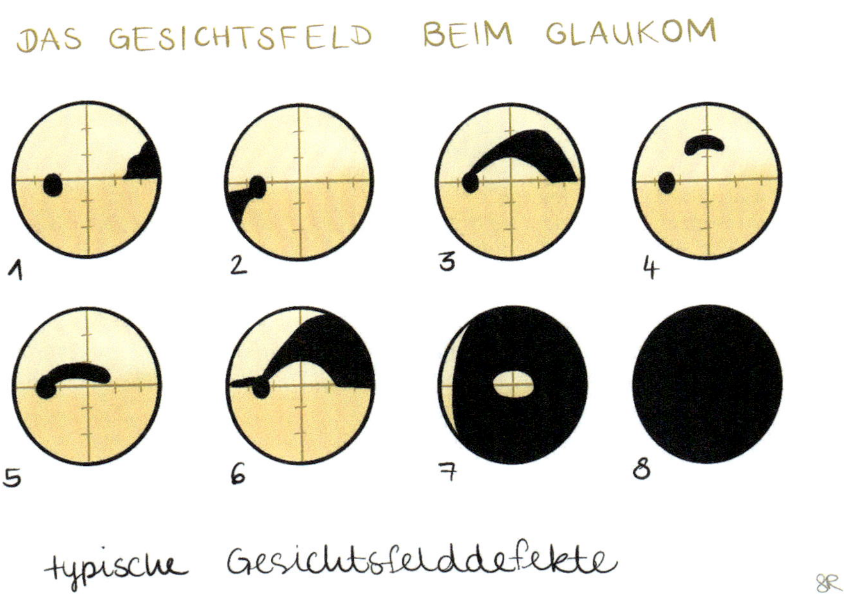

Abb. 5.8: Typische Gesichtsfelddefekte beim Glaukom.
1: Nasale Stufe, 2: Temporaler Keil, 3: Oberes Bjerrum-Skotom, 4: Parazentraler Defekt, 5: Fixationsbeeinflussender parazentraler Defekt, 6: Oberes Bjerrum-Skotom mit frühem unterem Defekt, 7: Tunnelblick mit temporaler Restsichel, 8: Totalausfall im Endstadium.
(Modifiziert nach: Fulga & Klabe, 2017; Grafik: Sophia Rudolf)

Glaukom

Charakteristisch ist eine konzentrische Einengung des Gesichtsfeldes oder bogenförmige Skotome (▶ Abb. 5.8). Bei stabiler Befundlage, regelmäßiger augenärztlicher Kontrolle und ausreichendem Visus kann eine Fahreignung weiterhin bestehen. Eine Beurteilung durch eine augenärztliche oder verkehrsmedizinische Fachperson wird empfohlen.

Diabetische Retinopathie

Verursacht fleckförmige Ausfälle, Mikroaneurysmen und Makulaödeme. Bei zentral betonter Beeinträchtigung oder Progredienz besteht in der Regel keine Fahreignung. Eine enge fachärztliche Anbindung ist erforderlich.

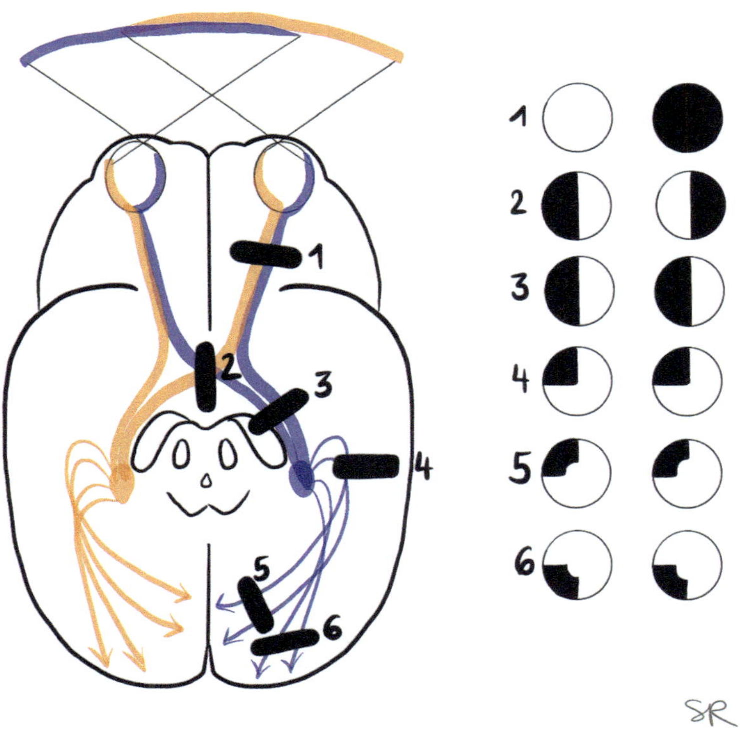

Abb. 5.9: Schematische Darstellung der Sehbahn mit Schädigungsorten an verschiedenen Punkten und entsprechenden Gesichtsfeldausfällen (Modifiziert nach Universität Freiburg (o. J.); Grafik: Sophia Rudolf)

Makuladegeneration

Führt häufig zu zentralen Gesichtsfelddefekten bei erhaltener Peripherie. Ist der Visus beidäugig über 0,8 beziehungsweise 0,5 und kein zentrales Skotom nachweisbar, kann unter Umständen eine bedingte Eignung vorliegen. Die Beurteilung erfolgt individuell.

Hemianopsien

Einseitige Gesichtsfeldausfälle (z. B. nach Schlaganfall) führen meist zur Ablehnung der Fahreignung. In Ausnahmefällen kann bei dokumentierter Kompensation durch Blickbewegungen eine positive Fahreignungsbeurteilung möglich sein. Hierzu ist ein verkehrsmedizinisches Gutachten erforderlich (► Abb. 5.9).

Tab. 5.20: Schematische Darstellung der Sehbahn mit Schädigungsorten an verschiedenen Punkten und entsprechenden Gesichtsfeldausfällen (Modifiziert nach Universität Freiburg (o. J.); Grafik: Sophia Rudolf) (Modifiziert nach: Universität Freiburg (o. J.))

Sitz der Schädigung	Sehwahrnehmung
1. N. Opticus (rechts)	völlige Erblindung des rechten Auges
2. Chiasma opticum	bitemporale heteronyme Hemianopsie (Ausfall beider äußerer Gesichtsfeldhälften = Tunnelblick)
3. Tractus opticus (rechts)	bilaterale homonyme Hemianopsie (links) (Ausfall der gleichseitigen Gesichtsfeldhälften beider Augen)
4. und 5. Radiatio optica (Meyer-Schleife, temporaler Anteil) (rechts)	Quadrantenanopsie oben kontralateral
6. Radiatio optica (parietaler Anteil)	Quadrantenanopsie unten kontralateral

Retinitis pigmentosa und andere Netzhauterkrankungen

Führen zu konzentrischer Einengung mit Nachtblindheit. Die Fahreignung ist bei fortgeschrittener Ausprägung meist nicht mehr gegeben. In frühen Stadien kann eine Befundkontrolle durch eine Augenärztin oder Augenarzt zur weiteren Einschätzung beitragen.

Bei unklaren oder grenzwertigen Gesichtsfeldausfällen sollte eine manuelle Perimetrie nach Goldmann mit der Marke III/4 erfolgen. Diese erlaubt eine differenzierte Beurteilung der Ausfälle und dient insbesondere der Prüfung des zentralen 30-Grad-Feldes. Die Dokumentation der Art des verwendeten Perimeters sowie die genaue Beschreibung der Befundlage (zentral, parazentral, peripher) ist obligatorisch.

Ergeben sich Hinweise auf eine kompensatorische Blickstrategie, etwa bei Teilverlust des Gesichtsfeldes, kann im Ausnahmefall ein praktischer Fahrtest zur weiteren Abklärung empfohlen werden.

5.15.5 Bewertung der Untersuchungsergebnisse

Die ärztliche Bewertung der Untersuchungsergebnisse erfolgt auf Grundlage der Mindestanforderungen der Anlage 6 FeV. Sie dient der Feststellung, ob die untersuchte Person gesundheitlich zum sicheren Führen von Fahrzeugen der entsprechenden Fahrerlaubnisklassen geeignet ist. *Die Entscheidung über die Fahreignung obliegt nicht der in der Arbeitsmedizin tätigen Ärztin oder dem Arzt, sondern erfolgt durch die Fahrerlaubnisbehörde auf Grundlage des eingereichten Gutachtens.*

Liegt ein ärztliches Gutachten nach Anlage 5 und bei Bedarf ein augenärztliches Gutachten nach Anlage 6 vor, so ist im ärztlichen Teil zu bewerten, ob:

- Die erhobenen Befunde den gesetzlichen Vorgaben entsprechen
- Die körperliche und geistige Eignung gegeben ist
- Bedenken hinsichtlich der Verkehrssicherheit bestehen

Bei auffälligen Befunden ist eine genaue Dokumentation erforderlich. Dies betrifft insbesondere:

- Unzureichende Sehschärfe oder Einschränkungen im Gesichtsfeld
- Hinweise auf Tagesschläfrigkeit oder schlafbezogene Atmungsstörungen
- Hinweise auf Abhängigkeitserkrankungen
- Auffällige Befunde in der psychischen oder neurologischen Beurteilung

Darüber hinaus sind Grunderkrankungen anzugeben, wie sie zu Beginn des Kapitels beschrieben werden.

Zur weiteren Bewertung bei auffälligen oder grenzwertigen Gesundheitsbefunden kann ergänzend auf die *Begutachtungsleitlinien zur Kraftfahreignung* (DGVP, BASt, 2022) zurückgegriffen werden. Diese enthalten krankheitsspezifische Empfehlungen zur Fahreignung bei internistischen, neurologischen, psychiatrischen und weiteren Erkrankungen und unterstützen so die ärztliche Einschätzung im Rahmen der Begutachtung.

Ergeben sich aus der Untersuchung Zweifel an der Eignung, ist eine weiterführende Abklärung erforderlich. Dies kann über eine fachärztliche Stellungnahme, eine verkehrsmedizinische Zusatzbegutachtung oder – im Zweifelsfall – über eine medizinisch-psychologische Untersuchung (MPU) erfolgen. Eine direkte Meldung an die Fahrerlaubnisbehörde darf ausschließlich erfolgen, wenn eine akute Gefährdung Dritter besteht und nach rechtlicher Abwägung eine Entbindung von der ärztlichen Schweigepflicht vorliegt.

In allen anderen Fällen wird das Untersuchungsergebnis in der Bescheinigung oder dem Gutachten dokumentiert und der untersuchten Person zur persönlichen Weitergabe überlassen.

5.15.6 Empfehlungen für Beratung und Dokumentation

Nach Abschluss der Untersuchung nach Anlage 5 und gegebenenfalls Anlage 6 FeV sollte der untersuchten Person eine klare Rückmeldung zum Ergebnis gegeben werden. Die Beratung erfolgt unter Berücksichtigung der erhobenen Befunde, des individuellen Gesundheitszustands sowie der gesetzlichen Anforderungen an die Fahreignung.

Die untersuchte Person ist darüber zu informieren:

- Ob die gesetzlichen Voraussetzungen erfüllt sind
- Ob Hinweise auf Einschränkungen vorliegen, die weitere Abklärung erfordern
- *Dass die Fahrerlaubnisbehörde die endgültige Entscheidung trifft*

Bei Vorliegen eines unauffälligen Befundes wird das ärztliche Gutachten beziehungsweise die Bescheinigung gemäß Anlage 5 (siehe Zusatzmaterial 18) oder Anlage 6 (siehe Zusatzmaterial 19) vollständig ausgefüllt, mit Stempel und Unterschrift versehen und der untersuchten Person zur persönlichen Weitergabe überlassen. Eine direkte Weiterleitung an die Fahrerlaubnisbehörde erfolgt i. d. R. nicht.

Wenn Zweifel an der Fahreignung bestehen, sollte dies im Gespräch offen, aber wertschätzend kommuniziert werden. In diesem Fall kann empfohlen werden:

- Eine fachärztliche Beurteilung einzuholen (z. B. bei augenärztlichen, neurologischen oder internistischen Fragestellungen)
- Eine leistungsdiagnostische Testung durchführen zu lassen (z. B. bei Auffälligkeiten in Aufmerksamkeit oder Reaktion)
- Gegebenenfalls die Fahrerlaubnisbehörde zu konsultieren, insbesondere bei komplexer Sachlage oder bei Bedarf nach medizinisch-psychologischer Begutachtung

Die Dokumentation der Untersuchung erfolgt in der arbeitsmedizinischen Praxis zusätzlich in der arbeitsmedizinischen Akte. Es ist zu vermerken, ob ein Gutachten ausgestellt wurde, ob Auffälligkeiten vorlagen und ob Empfehlungen ausgesprochen wurden. Eine Bewertung der Fahreignung im Sinne einer rechtsverbindlichen Entscheidung darf durch die in der Arbeitsmedizin tätigen Ärztinnen und Ärzte nicht erfolgen.

Bei Auffälligkeiten im Bereich der Tagesschläfrigkeit sollte auf die Möglichkeit einer schlafmedizinischen Abklärung hingewiesen werden. Auch hier kann ein strukturiertes Vorgehen (z. B. mit ESS) zur Transparenz und Nachvollziehbarkeit der Beurteilung beitragen.

5.16 Arbeiten in Druckluft und Taucherarbeiten

5.16.1 Rechtliche Grundlagen

Tätigkeiten in Druckluft und unter Wasser unterliegen besonderen gesetzlichen Regelungen, da sie mit erheblichen physiologischen Belastungen und akuten Gesundheitsrisiken verbunden sind. Für Arbeiten in Druckluft gelten die Druckluftverordnung (DruckLV) sowie die Regeln zum Arbeitsschutz auf Baustellen – Arbeiten in Druckluft (RAB 25). Diese schreiben eine arbeitsmedizinische Eignungsuntersuchung vor, die ausschließlich von nach § 13 DruckLV ermächtigten Ärztinnen und Ärzten durchgeführt werden darf.

Für Taucherarbeiten bestehen zusätzliche Vorgaben. Sie sind in der Verordnung zur arbeitsmedizinischen Vorsorge (ArbMedVV, Anhang Teil 3, (1) 5.) ausdrücklich als Pflichtvorsorge aufgeführt. Damit ist die Teilnahme vor Aufnahme der Tätigkeit verpflichtend. Parallel greifen die Vorschriften der DGUV-Vorschrift 40, die eine Eignungsbeurteilung zur Feststellung der gesundheitlichen Tauglichkeit erfordern. Die arbeitsmedizinische Betreuung umfasst damit sowohl Vorsorge im Sinne der ArbMedVV als auch die Eignungsuntersuchung nach berufsgenossenschaftlichen Vorgaben.

5.16.2 Indikationsstellung

Eine arbeitsmedizinische Untersuchung ist erforderlich, sobald Beschäftigte einer Tätigkeit mit erhöhtem Umgebungsdruck ausgesetzt sind. Bei Arbeiten in Druckluft betrifft dies insbesondere den Tunnel- und Schachtbau sowie Berufstaucher. Für Taucherarbeiten gilt die Pflichtvorsorge nach ArbMedVV für alle Tätigkeiten mit Atemgasversorgung, beispielsweise bei Feuerwehr, Polizei, Rettungsdiensten oder spezialisierten Unternehmen.

Die Gefährdung hängt maßgeblich von Druckhöhe, Expositionsdauer und körperlicher Belastung ab. Bei Taucherarbeiten kommen weitere Faktoren hinzu, darunter Tauchprofil, Tiefe, Dekompressionsstufen, Atemgasgemisch (Luft oder Mischgas) sowie die Art des Geräts (z. B. Helmtauchgerät, autonomes Tauchgerät). Für Einsätze mit Mischgasen ist vorab eine Genehmigung durch die zuständige Berufsgenossenschaft erforderlich.

5.16.3 Gesundheitliche Belastungen

- Akute und subakute Wirkungen:
  - Dekompressionserkrankung (*DCI*):
    Symptome: Müdigkeit, Hautjucken, Hautveränderungen (cutis marmorata), muskuloskelettale Schmerzen, Atemnot, neurologische Störungen, Bewusstseinsverlust
    → Verlauf unvorhersehbar, medizinischer Notfall
  - Barotraumen:

    - Mittelohr (häufigste Form, Risiko bei fehlendem Druckausgleich)
    - Nasennebenhöhlen (Druckschmerz, Blutung in Maske)
    - Lunge (Pneumothorax, arterielle Gasembolie)
- Chronische Wirkungen:
  - Dysbare Osteonekrosen (*DON*):
    Spätfolge unzureichender Dekompressionen, Latenz > 5 Jahre
    Betroffene Regionen: Hüftkopf, Oberarmkopf, Oberschenkel
  - Zentrales Nervensystem:
    bleibende Schäden nach DCI möglich
  - Hörminderungen:
    wiederholt beschrieben bei Tauchpersonal
- Besondere Risiken:
  - Beschäftigungsverbote bei:
    - Personen < 18 oder > 50 Jahre laut § 4 DruckLV (Ausnahme für > 50 J. nur bei individueller Genehmigung)
    - Schwangerschaft
    - Neigung zu unvorhersehbarer Bewusstlosigkeit oder instabiler psychischer Verfassung
- Anerkannte Berufskrankheit:
  - BK-Nr. 2201 »Erkrankung durch Arbeit in Druckluft«

5.16.4 Strukturierte Anamnese und Untersuchung

- Eignungsbeurteilung und Eingangsberatung:
  - Aufklärung über Inhalt, Zweck und Risiken der Untersuchung
  - Feststellung der gesundheitlichen Vorgeschichte
  - Erläuterung möglicher Risiken durch Arbeiten unter Überdruck bzw. beim Tauchen
  - Informationen zur Gefährdung Dritter bei unzureichender Eignung
  - Ablehnung notwendiger Untersuchungen führt dazu, dass keine Eignungsbeurteilung erfolgen kann
  - Einsichtnahme in das Logbuch oder gleichwertige Dokumentation wird empfohlen
- Allgemeine Anamnese (Erstuntersuchung):
  - Vegetative Symptome (z. B. Schwindel, Schwitzen, Schlafstörungen)
  - Rauchverhalten
  - Dauermedikation
  - Frühere oder bestehende Erkrankungen:
    - Psychische Erkrankungen (z. B. Klaustrophobie, Panikattacken)
    - Herz-Kreislauf-Erkrankungen
    - Lungenerkrankungen
    - Neurologische Erkrankungen
    - Erkrankungen der Ohren und Nasennebenhöhlen
- Arbeitsanamnese:
  - Beschreibung des konkreten Einsatzortes

- Verwendete Ausrüstung und Schutzkleidung
- Art der Atemsysteme oder Helmausrüstung
- Ergänzend bei Nachuntersuchungen:
  - Frage nach Barotraumen oder DCI-Ereignissen
  - Hinweise auf dysbare Osteonekrosen (z. B. Gelenkschmerzen)
  - Mögliche neue Erkrankungen seit der letzten Untersuchung
- Körperliche Untersuchung:
  - Allgemeiner Ganzkörperstatus
  - Blutdruckmessung
  - Orientierende neurologische Untersuchung
  - Otoskopie, Prüfung des Druckausgleichs
  - Bei Trommelfellnarben ggf. HNO-fachärztliche Abklärung

5.16.5 Apparative Diagnostik

Die Auswahl und Durchführung apparativer Untersuchungen erfolgen nach ärztlichem Ermessen unter Berücksichtigung der Tätigkeit, des Alters sowie auffälliger anamnestischer oder klinischer Befunde. Eine Übersicht:

- Untersuchungen bei Erstuntersuchung:
  - Elektrokardiografie (Ruhe-EKG)
  - Ergometrie
  - Spirometrie, bei Auffälligkeiten Bodyplethysmografie und ggf. Röntgenaufnahme des Thorax
  - Audiometrie
  - Optometrie
  - Laboruntersuchungen: kleines Blutbild, γ-GT, GGT, Glucose, Kreatinin, Urinstatus

Hinweis

Laboruntersuchungen erfolgen ausschließlich mit Einwilligung der untersuchten Person und unter Berücksichtigung der geltenden datenschutzrechtlichen Vorgaben. Eine serologische Diagnostik ohne konkreten Anlass ist nicht vorgesehen. Für die Durchführung einer Blutentnahme im Rahmen der Vorsorgeuntersuchung muss eine rechtfertigende medizinische Begründung vorliegen.

  - Otoskopie mit Prüfung des Druckausgleichs und der Tubendurchgängigkeit
- Untersuchungen bei Nachuntersuchung:
  - Elektrokardiografie (Ruhe-EKG)
  - Ergometrie (bei Personen ab 40 Jahren, bei BMI ≥ 30 oder bei klinischer Indikation)
  - Spirometri
  - Audiometrie
  - Otoskopie mit Druckausgleichstest

- Laboruntersuchungen nur bei Indikation erforderlich
- Ergänzend bei auffälligen Befunden oder spezifischen Fragestellungen:
  - Probeschleusung (z. B. auf 10 Meter) bei Erstuntersuchung empfohlen
  - Orthopädisch-radiologische Abklärung bei Verdacht auf dysbare Osteonekrosen
  - Pneumologische Diagnostik bei pathologischer Lungenfunktion oder anamnestischem Verdacht auf bronchiale Hyperreagibilität
  - HNO-fachärztliche Beurteilung bei Trommelfellnarben oder eingeschränktem Druckausgleich

Hinweis

Laboruntersuchungen erfolgen ausschließlich mit Einwilligung der untersuchten Person und unter Berücksichtigung der geltenden datenschutzrechtlichen Vorgaben. Eine serologische Diagnostik ohne konkreten Anlass ist nicht vorgesehen. Für die Durchführung einer Blutentnahme im Rahmen der Vorsorgeuntersuchung muss eine rechtfertigende medizinische Begründung vorliegen.

5.16.6 Bewertungen der Untersuchungsergebnisse

Die Eignungsbeurteilung erfolgt unter Berücksichtigung der konkreten Arbeitsplatzverhältnisse auf Grundlage der Gefährdungsbeurteilung und der individuellen Beanspruchung. Eine schematische Bewertung ist ausdrücklich zu vermeiden. Die im Folgenden genannten Erkrankungen und Einschränkungen dienen als Orientierung, müssen jedoch stets im Einzelfall beurteilt werden.

- Medizinisch relevante Befunde:
  - Allgemeine Körperschwäche oder reduzierter Ernährungszustand
  - BMI $\geq$ 30: bei erhöhtem BMI wird eine ergometrische Belastungsprüfung empfohlen
  - Herz-Kreislauf-Erkrankungen: Gefäßerkrankungen, Rhythmusstörungen, Herzinsuffizienz, arterielle Hypertonie, offenes Foramen ovale (keine generelle Kontraindikation, aber sorgfältige Einzelfallprüfung erforderlich)
  - Lungenerkrankungen mit eingeschränkter Exspiration oder Entfaltung der Lunge, z. B. Asthma, chronische Bronchitis, Emphysem, Pleuraschwarten, früherer Pneumothorax (in der Regel absolute Kontraindikation für Taucherarbeiten)
  - Stoffwechselerkrankungen mit erhöhter Hypoglykämiegefahr, z. B. instabiler insulinpflichtiger Diabetes mellitus
  - Akute oder anfallsartige gastrointestinale Beschwerden
  - Relevante urogenitale Erkrankungen
  - Kariöse Zähne oder schadhafte Füllungen (Barotrauma-Risiko)
  - Erkrankungen des blutbildenden Systems, insbesondere Gerinnungsstörungen oder Kryoglobulinämie bei Kälteexposition

- Erkrankungen des Bewegungsapparates, wenn sichere Handhabung der Ausrüstung oder Arbeitssicherheit beeinträchtigt ist, Verdacht auf dysbare Osteonekrose
- Erkrankungen der Haut mit Relevanz für das Tragen von PSA
- Psychische Instabilität, Klaustrophobie, Substanzabhängigkeit
- Neurologische Erkrankungen wie Anfallsleiden, Lähmungen mit funktionellen Auswirkungen oder zerebrale Durchblutungsstörungen
- HNO-Erkrankungen, z. B. eingeschränkter Druckausgleich, Trommelfellperforation, Tubenfunktionsstörung, Schwindel (z. B. Morbus Menière), Hörstörungen, die die Verständigung unter Wasser beeinträchtigen
- Augenkrankheiten mit eingeschränkter Sehschärfe (< 0,7 Fern und Nah) oder Gesichtsfeldverlust.

- Besondere Situationen:
  - Wiederholte Dekompressionserkrankungen oder Barotraumen
  - Mehrfach negativ verlaufene Probeschleusungen
- Differenzierte Beurteilung je nach Befund:
  - Liegt kein relevanter Befund vor, ist die Eignung uneingeschränkt gegeben
  - bei leichteren oder kompensierbaren Einschränkungen kann die Eignung unter Auflagen ausgesprochen werden:
    - Besondere technische Schutzmaßnahmen
    - Organisatorische Begrenzungen, z. B. reduzierte Expositionszeit oder maximale Tauchtiefe
    - Gezielte Auswahl weniger belastender Tätigkeitsbereiche
- Verkürzte Untersuchungsintervalle:
  - Empfohlen bei Erkrankungen mit möglicher Verschlechterung
  - Z. B. bei metabolischer Instabilität, psychischen Belastungen oder eingeschränkter Lungenfunktion
- Nicht ausreichende Eignung:
  - Bei ausgeprägten Erkrankungen, die sich nicht durch Maßnahmen kompensieren lassen
  - Beispiele: psychische Instabilität, unvorhersehbare Bewusstlosigkeit, rezidivierende DCI, Pneumothorax in der Vorgeschichte, strukturelle Ohrschäden mit eingeschränktem Druckausgleich

5.16.7 Empfehlung zur Beratung und Dokumentation

Die abschließende ärztliche Beratung erfolgt individuell unter Berücksichtigung der konkreten Arbeitsplatzbedingungen, der Anamnese sowie der Ergebnisse der durchgeführten Untersuchungen. Sie dient der Information, Prävention und Risikobewertung und sollte folgende Inhalte umfassen:

- Besprechung der Ergebnisse der Untersuchungen, sofern durchgeführt
- Information über mögliche gesundheitliche Risiken bei Arbeiten unter Überdruck

- Individuelle Einschätzung, inwieweit bestehende Risikofaktoren die Tauglichkeit beeinflussen können
- Empfehlungen zum Verhalten vor, während und nach Tätigkeiten in Druckluft oder beim Tauchen

Allgemeine Hinweise zur Prävention und Sicherheit:

- Keine Aufnahme der Tätigkeit bei akuten Erkrankungen
- Frühzeitige Vorstellung bei einer mit der Tauchmedizin vertrauten Ärztin oder einem Arzt bei gesundheitlichen Beschwerden
- Ausreichende Flüssigkeitszufuhr zur Vermeidung von Dehydratation
- Sofortiger Abbruch des Abstiegs oder Tauchgangs bei Druckausgleichsproblemen
- Zurückhaltender und kritischer Umgang mit abschwellenden Nasensprays
- Keine Flugreisen unmittelbar nach Tauchgängen oder Druckluftarbeiten, mindestens 12 Stunden Abstand einhalten
- Rauchverhalten ansprechen und ggf. auf gesundheitliche Auswirkungen hinweisen
- Einhaltung von Tauchtabellen strikt befolgen
- Bei Beschwerden nach Tauchgängen, auch bei leichten Symptomen, frühzeitige Vorstellung in einer tauch- oder druckluftmedizinischen Einrichtung
- Persönliche Anpassung und Kontrolle der Tauchausrüstung, z. B. Verwendung eines individuell passenden Helm-Inlays

Ergeben sich aus der Anamnese oder den Untersuchungsergebnissen Hinweise auf arbeitsplatzbezogene Risiken, die über das individuelle Gesundheitsrisiko hinausgehen, soll der untersuchende Arzt oder die untersuchende Ärztin die verantwortliche Person im Unternehmen auf die Notwendigkeit einer Aktualisierung der Gefährdungsbeurteilung hinweisen. Für grundsätzliche Hinweise zur Dokumentation sowie zur Festlegung von Wiederholungsfristen siehe ▶ Kap. 6.2 und ▶ Kap. 6.3.

5.16.8 Kommunikation der Eignung

Wie in vorherigen Kapiteln beschrieben, wird der arbeitgebenden Stelle ausschließlich die Eignungsbeurteilung in den Kategorien *geeignet, geeignet unter bestimmten Voraussetzungen, befristet ungeeignet bis [Datum]* oder *nicht geeignet* mitgeteilt. Medizinische Details oder Diagnosen werden nicht weitergegeben. Die Rücksprache mit der untersuchten Person ist zu dokumentieren. Die Übergabe der Eignungsbeurteilung an die arbeitgebende Stelle erfolgt in der Regel durch die beschäftigte Person selbst; eine direkte Mitteilung durch die in der Arbeitsmedizin tätige Ärztin oder Arzt findet nicht statt. Die Verantwortung für die Weitergabe liegt bei der beschäftigten Person.

Gegenüber der arbeitgebenden Stelle dürfen keine medizinischen Befunde weitergegeben werden. Schriftlich dokumentiert wird ausschließlich die arbeitsmedizinische Eignungsbeurteilung in den genannten Kategorien. Ein möglicher Befundtext für die Bescheinigung lautet:

»Es liegen Voraussetzungen vor, welche schriftlich und mündlich mit der beschäftigten Person festgelegt wurden.«

Sämtliche ärztlichen Unterlagen verbleiben in der vertraulichen arbeitsmedizinischen Dokumentation.

5.17 Arbeitszeitgesetz und arbeitsmedizinische Bewertung

5.17.1 Relevanz des Themas in der Arbeitsmedizin

Arbeitszeitgestaltung beeinflusst unmittelbar die Gesundheit, Leistungsfähigkeit und soziale Teilhabe von Beschäftigten. In der Arbeitsmedizin kommt der Beurteilung von Schicht- und Nachtarbeit besondere Bedeutung zu, da mit ihr nachgewiesene gesundheitliche Risiken verbunden sind (S2k-Leitlinie 002–030, 2020). Gleichzeitig ist die arbeitsmedizinische Beratung zur Gestaltung von Arbeitszeiten ein zentrales Handlungsfeld im Rahmen der Verhältnisprävention (Hielscher et al., 2019). Die Grundlage bildet das *Arbeitszeitgesetz (ArbZG)*, das den gesetzlichen Rahmen vorgibt.

5.17.2 Grundlagen des Arbeitszeitgesetzes

Das Arbeitszeitgesetz (ArbZG) regelt:

- *§ 3 ArbZG:* Arbeitszeit max. 8 Stunden/Tag (Ausnahme bis 10 Stunden, bei Ausgleich)
- *§ 5 ArbZG:* Mindestens 11 Stunden Ruhezeit zwischen zwei Arbeitstagen
- *§ 6 ArbZG:* Besondere Vorgaben für Nacht- und Schichtarbeit
- *§ 7 ArbZG:* Abweichungen durch Tarifvertrag möglich

In arbeitsmedizinischer Hinsicht besonders relevant:

- *§ 6 Abs. 1 ArbZG* verpflichtet zur Gestaltung der Nacht- und Schichtarbeit »nach gesicherten arbeitswissenschaftlichen Erkenntnissen«
- Diese beinhalten u. a. Schichtfolgen, Pausenregelungen, Arbeitsdauer, Rotationsprinzipien

5.17.3 Gesundheitliche Risiken von Schicht- und Nachtarbeit

Basierend auf aktuellen Studien und der S2k-Leitlinie 002–030 (Arbeitsgemeinschaft der Wissenschaftlichen Medizinischen Fachgesellschaften e.V., 2020) lassen sich folgende gesundheitliche Belastungen beschreiben:

- Schlafstörungen, Tagesschläfrigkeit, reduzierte Regeneration
- Erhöhtes Risiko für:
  - Herz-Kreislauf-Erkrankungen
  - Diabetes mellitus Typ 2 und Übergewicht
  - Magen-Darm-Erkrankungen
  - Depressionen, Ängste, psychische Erschöpfung
  - Brustkrebsrisiko bei Frauen (Internationale Agentur für Krebsforschung IARC-Klassifikation 2 A)

Die gesundheitlichen Auswirkungen sind dosisabhängig (Dauer, Häufigkeit, Zeitpunkt der Nachtdienste).

5.17.4 Arbeitswissenschaftliche Empfehlungen (▸ Tab. 5.21)

Tab. 5.21: Empfohlene Prinzipien für gesundheitsgerechte Schichtpläne (Quellen: S2k-Leitlinie 2020, Hielscher et al., 2019)

Maßnahme	Empfehlung
Zahl aufeinanderfolgender Nachtschichten	max. 3
Rotationsrichtung	vorwärts rotierend (Früh → Spät → Nacht)
Schichtwechsel	schnell (alle 2–3 Tage)
Frühschichtbeginn	nicht vor 6 Uhr
Schichtlänge	an Belastung anpassen, möglichst ≤ 9 h bei Nachtarbeit
Wochenendfreizeit	mind. 2 freie Wochenenden/Monat
Beteiligung der Beschäftigten	nach Möglichkeit (z. B. bei Wahlarbeitszeit)

5.17.5 Arbeitsmedizinische Bewertungskriterien

Die S2k-Leitlinie (2020) nennt konkrete Kontraindikationen, bei denen eine Tätigkeit in Nachtarbeit aus ärztlicher Sicht abgelehnt oder besonders kritisch bewertet werden sollte. Die Einschätzung erfolgt dabei unter Berücksichtigung von Gesundheitsstatus, Chronotyp, Alter und sozialem Kontext.

Tab. 5.22: Medizinische Kontraindikationen für Nachtarbeit (Quelle: S2k-Leitlinie 2020, Kapitel 4.)

Erkrankungsgruppe	Beispiele für Ausschluss oder Einschränkung
Herz-Kreislauf	instabiler Bluthochdruck, KHK, Herzinsuffizienz
Stoffwechsel	schlecht eingestellter Diabetes, metabolisches Syndrom
Schlafstörungen	chronische Insomnie, Narkolepsie, Obstruktives Schlafapnoe-Syndrom (OSAS)
Neurologisch	Epilepsie, schwere Migräne, Restless-Legs-Syndrom
Psychisch	schwere Depression, Angststörungen, Psychosen
Gastrointestinal	rezidivierende Ulzera, chronisch-entzündliche Darmerkrankungen
Suchtproblematik	Alkohol-, Medikamenten- oder Drogenabhängigkeit
Weitere	Nachtblindheit, chronische Lebererkrankung, medikamentöse Immunsuppression

5.17.6 Gestaltungsspielräume im Betrieb

Die Broschüre »Schichtarbeit gut gestalten« (Hielscher et al., 2019) betont, dass Schichtarbeit betrieblich aktiv gestaltet werden kann. Erfolgsfaktoren sind:

- Beteiligung der Beschäftigten
- Interdisziplinäre Projektteams
- Nutzung von Analysetools:
  - Fehlzeitenanalyse
  - Gefährdungsbeurteilung
  - Work Ability Index (WAI)
- Beschäftigtenbefragungen
- Umsetzung konkreter Maßnahmen:
  - Chronotypen-gerechte Schichtzuweisung
  - Reduktion der Nachtarbeit bei älteren Beschäftigten
  - Kombinierte Verhältnis- und Verhaltensprävention

Exkurs: Work Ability Index

Der Work Ability Index ist ein validiertes Instrument zur Selbsteinschätzung der Arbeitsfähigkeit. Er umfasst sieben Dimensionen, darunter die aktuelle Arbeitsfähigkeit, gesundheitliche Einschränkungen, Krankenstand und psychische Ressourcen. Die Bewertung erfolgt über einen standardisierten Fragebogen (Matthäi, 2009).

5.17.7 Rolle der Arbeitsmedizin

Die Arbeitsmedizinische Vorsorge bietet die Möglichkeit, Beschäftigte im Rahmen der Vorsorgeuntersuchung zu beraten (z. B. nach § 6 Abs. 3 ArbZG). Ärztinnen und Ärzte sollten:

- Schlafqualität, Chronotyp, Erholungsfähigkeit aktiv erfragen
- rRelevante Vorerkrankungen mit der Nachtarbeit abgleichen
- Empfehlungen zur Schichttauglichkeit individuell formulieren
- Ggf. arbeitsmedizinische Einschätzung zur Nachtarbeit dokumentieren

5.17.8 Fazit

Die Beurteilung von Arbeitszeitmodellen ist ein zentrales Aufgabenfeld der Arbeitsmedizin. In der Praxis zeigt sich dabei häufig ein Spannungsfeld: Beschäftigte wünschen mitunter ältere Schichtmodelle, da diese durch längere, aber weniger häufige Einsätze eine leichtere private Planung ermöglichen. Besonders schnelle Schichtfolgen stoßen oft auf Widerstand in der Belegschaft, auch wenn sie aus arbeitswissenschaftlicher Sicht günstiger sind.

Das Arbeitszeitgesetz gibt klare Regeln vor, die durch arbeitswissenschaftliche Empfehlungen und gesundheitliche Bewertungskriterien ergänzt werden müssen. Durch eine individuelle ärztliche Bewertung, fundierte Beratung und betriebliche Mitgestaltung lassen sich Risiken reduzieren und Arbeitsfähigkeit erhalten.

5.18 Weitere spezielle Untersuchungen

5.18.1 Mutterschutz

Rechtliche Grundlagen

Ziel des Mutterschutzgesetzes (MuSchG) ist es, die Gesundheit von schwangeren und stillenden Beschäftigten sowie ihres Kindes während der Schwangerschaft, nach der Entbindung und in der Stillzeit wirksam zu schützen. Rechtsgrundlage ist das Mutterschutzgesetz in der Fassung vom 24. Februar 2025. Für schwangere Praktikantinnen, Schülerinnen und Studentinnen gilt das MuSchG ebenfalls.

Zentrale Elemente des Gesetzes sind die Vermeidung unverantwortbarer Gefährdungen, die frühzeitige Information an den Arbeitgebenden über die Schwangerschaft sowie die Gestaltung eines sicheren Arbeitsplatzes.

Bei einer Fehlgeburt gelten differenzierte Schutzfristen gemäß § 3 Abs. 5 MuSchG. Eine Beschäftigung ist nur zulässig, wenn sich die betroffene Person ausdrücklich zur Arbeitsaufnahme bereit erklärt. Die Schutzfristen betragen:

- Zwei Wochen bei einer Fehlgeburt ab der 13. Schwangerschaftswoche
- Sechs Wochen ab der 17. Schwangerschaftswoche
- Acht Wochen ab der 20. Schwangerschaftswoche

Diese Regelung dient dem Schutz der physischen und psychischen Gesundheit und sollte bei der arbeitsmedizinischen Betreuung nach einer Fehlgeburt stets beachtet werden.

Indikationsstellung

Ein arbeitsmedizinischer Kontakt ergibt sich typischerweise

- Nach Mitteilung der Schwangerschaft durch die betroffene Person
- Bei der *arbeitsplatzbezogenen Gefährdungsbeurteilung*
- Auf Anfrage des Arbeitgebers oder der Arbeitgeberin zur Einschätzung möglicher Einschränkungen
- Im Rahmen der betrieblichen Beratung

Die Erstellung und regelmäßige Aktualisierung der Gefährdungsbeurteilung liegt in der Verantwortung der Arbeitgebenden und ist in § 10 Absatz 1 MuSchG geregelt. In der Arbeitsmedizin tätige Ärztinnen und Ärzte wirken hierbei beratend mit, sind jedoch nicht für die formale Durchführung verantwortlich.

Ein ärztliches Beschäftigungsverbot kann grundsätzlich durch jede behandelnde Ärztin oder jeden behandelnden Arzt ausgesprochen werden (§ 16 MuSchG). Dabei ist zwischen zwei Formen zu unterscheiden. Das individuelle Beschäftigungsverbot wird von der behandelnden Praxis, etwa durch Gynäkologinnen, Gynäkologen oder Hausärztinnen und Hausärzte, bei gesundheitlichen Gründen ausgesprochen. Das betriebliche Beschäftigungsverbot wird hingegen von der Arbeitgeberin oder dem Arbeitgeber verfügt, wenn eine Gefährdung am Arbeitsplatz festgestellt wird und weder eine Anpassung noch eine Umsetzung auf einen anderen geeigneten Arbeitsplatz möglich ist. In der Arbeitsmedizin tätige Ärztinnen und Ärzte nehmen hierbei eine beratende Rolle ein und unterstützen die Arbeitgebenden bei der Entscheidungsfindung.

Besteht ein generelles oder individuelles Beschäftigungsverbot nach MuSchG, hat die betroffene Person Anspruch auf Weiterzahlung des durchschnittlichen Arbeitsentgelts (§§ 18–21 MuSchG). Die Arbeitgeberin oder der Arbeitgeber erhält eine Erstattung der Aufwendungen über das sogenannte U2-Verfahren gemäß Aufwendungsausgleichsgesetz (AAG).

Anamnese und Untersuchung

Eine formelle arbeitsmedizinische Vorsorge ist durch das MuSchG nicht vorgesehen. Der Fokus liegt auf der *arbeitsplatzbezogenen Risikoberatung.* Inhalte der Beratung können unter anderem sein:

- Impfstatus und Infektionsrisiken
- Körperliche Belastung, Heben/Tragen
- Zwangshaltungen oder Unfallgefahren
- Arbeitszeiten (Nachtarbeit, Sonn- und Feiertagsarbeit)
- Chemisch/biologisch gefährdende Tätigkeiten
- Psychosoziale Belastungen

Die Beratung erfolgt individuell und bezieht sich auf die Gefährdungsbeurteilung am konkreten Arbeitsplatz.

Bewertung und Empfehlungen

Die Beurteilung erfolgt anhand der Rangfolge der Schutzmaßnahmen gemäß § 9–13 MuSchG:

1. Umgestaltung des Arbeitsplatzes
2. Umsetzung auf einen geeigneten Arbeitsplatz
3. Freistellung von der Tätigkeit, sofern keine andere Lösung möglich ist

Es besteht *kein Automatismus hin zum Beschäftigungsverbot.* Ziel ist es, die Tätigkeit unter sicheren Bedingungen fortzusetzen. Die arbeitsmedizinische Beratung unterstützt bei der Suche nach geeigneten Lösungen im Sinne des Beschäftigungserhalts.

Hinweise zur Dokumentation

In der arbeitsmedizinischen Dokumentation erfolgt ausschließlich eine Beschreibung der Beratung, beispielsweise:

> »Arbeitsmedizinische Beratung gemäß § 10 MuSchG zur Einschätzung arbeitsplatzbezogener Risiken im Rahmen einer bekannten Schwangerschaft. Keine Durchführung einer körperlichen Untersuchung. Keine Empfehlung zu einem Beschäftigungsverbot. Hinweise zu Arbeitsplatzanpassung gegeben.«

Besonderheiten in der Beratung

In sozialen, medizinischen und pädagogischen Berufen ergeben sich häufig besondere Anforderungen:

- *Erhöhtes Infektionsrisiko:* Röteln, Ringelröteln, Masern, Windpocken, Zytomegalie, Hepatitis A–C, Keuchhusten u. a.
  → Bei fehlender Immunität: Beschäftigungsverbote möglich oder verpflichtend (▶ Tab. 5.23)
  → Bei Luftübertragung (z. B. Windpocken): strikte räumliche Trennung erforderlich

- *Körperlich belastende Tätigkeiten:* regelmäßiges Heben/Tragen, Zwangshaltungen (z. B. Wickeln, Aufsicht), Sport- oder Schwimmunterricht
  → Anpassung oder Ausschluss erforderlich, insbesondere bei erhöhter Sturzgefahr
- *Arbeitszeitmodelle:* Nachtarbeit, Schichtdienst, Sonn- und Feiertagsarbeit dürfen nur mit Einverständnis und unter bestimmten Bedingungen erfolgen (§§ 5–6 MuSchG).

In besonderen Tätigkeitsbereichen kann die Klärung des Immunstatus medizinisch geboten sein, um das individuelle Risiko einer Infektion während der Schwangerschaft zu bewerten. In diesem Kontext ist es Aufgabe der in der Arbeitsmedizin tätigen Ärztin oder Arzt, serologische Untersuchungen durchzuführen oder zu veranlassen, sofern die Gefährdungsbeurteilung dies erforderlich macht. Dies gilt insbesondere dann, wenn kein dokumentierter Impfschutz oder serologischer Nachweis vorliegt.

Folgende serologische Parameter können dabei im Rahmen der arbeitsmedizinischen Beurteilung sinnvoll sein:

- Röteln-IgG
- Ringelröteln (Parvovirus B19) IgG
- Masern-IgG
- Varizella-Zoster-Virus (VZV) IgG
- Zytomegalievirus (CMV) IgG
- Hepatitis-A- und -B-IgG (je nach Tätigkeitsfeld)

Im Einzelfall können auch weitere serologische oder infektiologische Untersuchungen erforderlich sein. Die Ergebnisse sollten mit Blick auf mögliche Beschäftigungsverbote (z. B. gemäß § 11 Abs. 2 MuSchG) gemeinsam mit der untersuchten Person besprochen und im Rahmen der Stellungnahme an den Arbeitgeber oder die Arbeitgeberin berücksichtigt werden. Liegt kein Immunitätsnachweis vor, ist arbeitsmedizinisch davon auszugehen, dass kein ausreichender Schutz besteht.

Die Beratung sollte einzelfallbezogen erfolgen. Wichtig ist eine sorgfältige Kommunikation mit der schwangeren Person sowie mit Vorgesetzten und ggf. der Personalstelle.

Tab. 5.23: Mögliche Vorgehensweise bei fehlender Immunität (Quelle: Eigene Darstellung nach RKI, Mutterschutzgesetz)

Infektionserkrankung	Beschäftigungsverbot bei fehlender Immunität	Besonderheit
Röteln	bis zur 20. SSW, bei Erkrankungsfall ggf. bis 21 Tage danach	Impfschutz möglich
Ringelröteln	bis zur 20. SSW, bei Erkrankungsfall ggf. bis 21 Tage danach	kein Impfstoff
Masern	während der gesamten Schwangerschaft	Impfschutz möglich

Tab. 5.23: Mögliche Vorgehensweise bei fehlender Immunität (Quelle: Eigene Darstellung nach RKI, Mutterschutzgesetz) – Fortsetzung

Infektionserkrankung	Beschäftigungsverbot bei fehlender Immunität	Besonderheit
Windpocken	während der gesamten Schwangerschaft	Impfschutz möglich
Zytomegalie	bis zum 3. Lebensjahr des betreuten Kindes	kein Impfstoff
Hepatitis A	bei Ausbruch in Einrichtung ggf. bis zum 50. Tag danach	Impfschutz möglich
Keuchhusten	bei Ausbruch ggf. bis 21 Tage danach	Impfschutz möglich
Scharlach, Influenza	bei Ausbruch: befristetes Verbot nach regionalen Vorgaben	Scharlach: kein Impfstoff, Influenza: Impfschutz möglich

5.18.2 Jugendarbeitsschutz

Rechtliche Grundlagen

Das Jugendarbeitsschutzgesetz (JArbSchG) dient dem Schutz von Beschäftigten unter 18 Jahren. Es regelt die zulässige Arbeitszeit, die Art der Tätigkeiten und schreibt zwingend ärztliche Untersuchungen vor, um die gesundheitliche Entwicklung von Jugendlichen nicht zu gefährden.

Die wichtigsten gesetzlichen Regelungen sind:

- §§ 8–21 JarbSchG: Arbeitszeitbegrenzungen, Ruhepausen, Nachtarbeitsverbot
- §§ 22–27 JarbSchG: Verbot gefährlicher oder belastender Tätigkeiten
- §§ 32–46 JarbSchG: Pflicht zur Erst- und Nachuntersuchung, ärztliche Bescheinigungen

Ziel ist es, die körperliche und seelische Entwicklung von Jugendlichen zu schützen, gesundheitliche Risiken frühzeitig zu erkennen und eine altersgerechte Beschäftigung sicherzustellen.

Indikationsstellung

Eine Untersuchung nach JarbSchG ist verpflichtend:

- Vor Aufnahme einer Beschäftigung, wenn die untersuchte Person noch nicht 18 Jahre alt ist (*Erstuntersuchung gemäß § 32 JarbSchG*)
- Nach Ablauf des ersten Beschäftigungsjahres, sofern die beschäftigte Person zu diesem Zeitpunkt noch nicht volljährig ist (*Nachuntersuchung gemäß § 33 JarbSchG*)

Die ärztliche Bescheinigung ist dem Arbeitgebenden vorzulegen, eine Beschäftigung ohne gültige Bescheinigung ist nicht zulässig (§ 32 Abs. 1 und § 33 Abs. 2 JarbSchG).

Anamnese und Untersuchung

Die Untersuchung umfasst die Erhebung des allgemeinen Gesundheitszustands mit Fokus auf Entwicklungsstand, Belastbarkeit, Impfstatus, Ernährungsgewohnheiten, psychosoziales Umfeld und schulische/berufliche Anforderungen. Zu beachten sind insbesondere:

- Hinweise auf chronische Erkrankungen (z. B. Asthma, Diabetes, Epilepsie)
- Psychosoziale Belastungen (z. B. Schulabbrüche, familiäre Probleme, Essstörungen)
- Hinweise auf Suchtmittelkonsum (z. B. Nikotin, Alkohol, Cannabis)
- Körperliche Entwicklung, Wachstum, BMI

Ergänzend zur Anamnese erfolgen die orientierende körperliche Untersuchung (inkl. Größe, Gewicht, Blutdruck, Seh- und Hörtest) sowie Impfberatung anhand der STIKO-Empfehlungen. Bei Bedarf erfolgt die Empfehlung zur Vorstellung in hausärztlicher oder kinderärztlicher Betreuung.

Bewertung und Empfehlungen

Die Bewertung erfolgt im Hinblick auf die vorgesehene Tätigkeit, wobei insbesondere körperliche oder seelische Überforderung auszuschließen ist. Je nach Befund kann die Bescheinigung folgende Vermerke enthalten:

- Uneingeschränkt geeignet
- Geeignet unter bestimmten Voraussetzungen (z. B. keine Tätigkeiten mit schwerem Heben)
- Aktuell nicht geeignet

Bei gesundheitlichen Bedenken ist die Beschäftigung zu unterbrechen und die haus- oder kinderärztliche Praxis einzubeziehen. In der arbeitsmedizinischen Dokumentation ist der Grund für Einschränkungen (z. B. auffälliger Belastungstest, nicht abgeklärte chronische Erkrankung) sachlich festzuhalten.

Hinweise zur Dokumentation

Die ärztliche Bescheinigung wird auf dem amtlichen Vordruck gemäß § 39 JarbSchG ausgestellt und der untersuchten Person ausgehändigt. Diese muss sie oder er der Arbeitgeberin oder dem Arbeitgeber vorlegen, wo sie zur Personalakte genommen wird (§ 41 JarbSchG).

In der arbeitsmedizinischen Dokumentation erfolgt ein kursorischer Vermerk über die durchgeführte Untersuchung sowie über eventuelle Empfehlungen oder Einschränkungen. Ein Beispiel:

> »Erstuntersuchung nach JarbSchG gemäß § 32, keine gesundheitlichen Bedenken gegen vorgesehene Tätigkeit im Ausbildungsbetrieb […], Impfstatus vollständig, BMI altersgerecht.«

Besonderheiten in der Beratung

Jugendliche stehen oft am Übergang von Schule zu Beruf. Die ärztliche Beratung kann dazu beitragen, gesundheitliche Risiken frühzeitig zu erkennen, berufliche Fehlentscheidungen zu vermeiden und Schutzmaßnahmen anzuregen. Beratungsinhalte können u. a. sein:

- Aufklärung über ergonomische Arbeitsweisen (z. B. bei langem Stehen)
- Hinweise zum Jugendarbeitsschutzgesetz (z. B. Arbeitszeiten, Pausenregelung)
- Impfberatung bei Kontakt zu vulnerablen Personengruppen (z. B. Hepatitis A/B bei Pflegeberufen)
- Empfehlungen zur Lebensstilprävention (z. B. Ernährung, Bewegung, Verzicht auf Suchtmittel)

Bei Jugendlichen im Alter von 16 und 17 Jahren ist im Rahmen arbeitsmedizinischer Vorsorge- und Eignungsuntersuchungen in der Regel von einer ausreichenden Einsichts- und Urteilsfähigkeit auszugehen. Sie sind damit befähigt, selbst wirksam in die Untersuchung einzuwilligen. Eine zusätzliche Zustimmung der Personensorgeberechtigten ist in diesen Fällen grundsätzlich nicht erforderlich, solange keine Anhaltspunkte für eine eingeschränkte Entscheidungsfähigkeit bestehen (Aligbe, 2025).

Nach den Vorgaben des Jugendarbeitsschutzgesetzes dürfen bestimmte Untersuchungsergebnisse jedoch an die Personensorgeberechtigten weitergegeben werden (§ 39 Abs. 2 JarbSchG, § 5 JarbSchUV). Dies betrifft insbesondere Informationen, die für den weiteren beruflichen Einsatz oder für gesundheitliche Schutzmaßnahmen von wesentlicher Bedeutung sind. Damit soll sichergestellt werden, dass die Personensorgeberechtigten ihrer Verantwortung für den Schutz der Jugendlichen nachkommen können.

6 Praktische Hinweise zur Umsetzung

6.1 Organisation der arbeitsmedizinischen Sprechstunde

Die arbeitsmedizinische Sprechstunde ist der zentrale Ort für Vorsorge, Beratung und ärztliche Einschätzung. Eine gute Organisation erleichtert den Ablauf und hilft, gesetzliche Anforderungen und die Bedürfnisse der Beschäftigten gleichermaßen zu erfüllen. Sie schafft zudem Vertrauen und entlastet den Arbeitsalltag. Aus Erfahrung hat sich gezeigt, dass ein klar gegliederter Tagesablauf mit ausreichenden Pufferzeiten für unerwartete Themen die Qualität der Sprechstunde entscheidend verbessert. Eine reine Aneinanderreihung von Vorsorgen kann dagegen zu Hektik führen und die Beratungsqualität mindern.

6.1.1 Abläufe und Zeitmanagement

Eine klar definierte Struktur hilft, Wartezeiten zu vermeiden und notwendige Unterlagen frühzeitig bereitzuhalten. Der organisatorische Ablauf unterscheidet sich je nachdem, ob die Sprechstunde vor Ort beim Betrieb, in der arbeitsmedizinischen Einrichtung oder mobil durchgeführt wird. Auch spielt es eine Rolle, ob die Untersuchung allein oder gemeinsam mit einer Assistenzkraft erfolgt. Bei Durchführung im Team ist eine enge Abstimmung notwendig, insbesondere bei Eingangsuntersuchungen oder parallelen Untersuchungsstrecken, um einen reibungslosen Ablauf zu gewährleisten.

Je nach Vorsorgeart und Fragestellung lassen sich folgende Zeitfenster orientierend kalkulieren:

- Angebotsvorsorge: 10–15 Minuten
- Pflichtvorsorge oder komplexere Anamnese (z. B. Nachtschicht, Gefahrstoffe): 15–25 Minuten
- Eignungsuntersuchung (z. B. Fahr- oder Steuertätigkeiten): 20–30 Minuten

Dazu kommt die administrative Vor- und Nachbearbeitung (Erfassen, Dokumentieren, Rückfragen). In der Praxis bewährt sich ein Puffer von mindestens 5 Minuten pro Termin.

Wunschvorsorgen sollten, sofern möglich, am Ende einer Sprechstunde terminiert werden, um bei erhöhtem Gesprächsbedarf oder sensiblen Themen (z. B.

psychische Belastung, Lebensstilberatung) nicht den zeitlichen Ablauf der gesamten Sprechstunde zu gefährden.

6.1.2 Vorbereitung der Sprechstunde

Vor jeder arbeitsmedizinischen Sprechstunde sollten die folgenden Schritte eingeplant werden:

- Sichtung des Untersuchungsanlasses (Angebots-, Pflicht-, Wunschvorsorge oder Eignungsuntersuchung)
- Prüfung und Bereitstellung der relevanten Gefährdungsbeurteilung durch den Betrieb
- Einsichtnahme in bereits vorliegende Vorbefunde oder frühere Vorsorgen
- Anlegen eines neuen Akteneintrags oder Ergänzen bestehender Angaben zur untersuchten Person

Das Führen der vollständigen Vorsorgekartei gemäß § 3 Absatz 4 ArbMedVV ist Aufgabe des Arbeitgebenden. Die arbeitsmedizinische Praxis legt lediglich eine medizinische Akte für die untersuchte Person an, in der die ärztliche Dokumentation und die aktuellen Untersuchungsergebnisse festgehalten werden. Diese wird intern aufbewahrt und dient ausschließlich der ärztlichen Dokumentationspflicht.

6.1.3 Ausstattung und Räumlichkeiten

Die ärztliche Sprechstunde erfordert einen geeigneten Raum mit Wahrung der Vertraulichkeit. Zur Standardausstattung gehören:

- Ergonomischer Schreibtisch mit zwei Sitzplätzen
- Untersuchungsliege
- Blutdruckmessgerät, Reflexhammer, Stethoskop
- Urin-Streifentest, Sehtestgerät (z. B. Landolt-Ringe), ggf. Audiometer
- Hygieneausstattung (z. B. Händedesinfektion, Untersuchungshandschuhe, Abwurfbehälter)
- Möglichkeiten zur Dokumentation (PC mit arbeitsmedizinischer Software oder standardisierte Papierdokumentation)

Ergänzend sollten je nach Tätigkeit und Fragestellung folgende Materialien verfügbar sein:

- Otoskop, Blutzuckermessgerät, digitale Waage
- Impfutensilien (Einmalkanülen, Spritzen, Alkoholtupfer, Pflaster, Schutzhandschuhe)
- Geeignete Aufbewahrungseinheit für Impfstoffe (Kühlschrank mit Temperaturüberwachung, Kühlbox für mobile Einsätze)

- Impfdokumentation (Impfbuch, elektronische Erfassung, Einwilligungsformulare)

Eine ausführliche Checkliste zur Vorbereitung arbeitsmedizinischer Außentermine (mit und ohne Impfungen) findet sich im *Zusatzmaterial 20* dieses Buches.

6.1.4 Kommunikation und Aufklärung

Vor jeder Vorsorge erfolgt eine zielgerichtete Aufklärung über Inhalt, Ziel und Freiwilligkeit einzelner Untersuchungen. Dies beinhaltet auch den Hinweis auf Schweigepflicht und den Umgang mit Befunden (vgl. ▶ Kap. 6.4).

6.2 Empfehlungen zur Dokumentation

Grundlage: AMR 6.3 – Vorsorgebescheinigung (GMBl Nr. 5, 2014, S. 100 ff.)

Die ärztliche Dokumentation im Rahmen arbeitsmedizinischen Praxis gliedert sich in mehrere Bestandteile: die interne Untersuchungsakte, die Vorsorgebescheinigung für die beschäftigte Person und den Arbeitgebenden sowie die Dokumentation und Bewertung auffälliger Befunde. Die AMR 6.3 konkretisiert die Anforderungen an die Vorsorgebescheinigung und dient somit der rechtssicheren Umsetzung der Verordnung zur arbeitsmedizinischen Vorsorge (ArbMedVV).

6.2.1 Voraussetzungen für das Ausstellen der Vorsorgebescheinigung

- Eine Vorsorgebescheinigung darf nur ausgestellt werden, wenn ein ärztliches Beratungsgespräch stattgefunden hat und
- ggf. angebotene körperliche oder klinische Untersuchungen abgeschlossen oder ausdrücklich abgelehnt wurden und
- eine abschließende arbeitsmedizinische Beurteilung vorliegt.

Wichtig: Die Teilnahme an körperlichen Untersuchungen ist freiwillig und keine Voraussetzung für die Ausstellung der Bescheinigung.

6.2.2 Inhalte der Vorsorgebescheinigung

Die AMR 6.3 legt die zwingenden Angaben fest:

- Name, Vorname, Geburtsdatum
- Privatanschrift der beschäftigten Person
- Anschrift des Arbeitgebenden
- Ggf. Personalnummer
- Datum der Vorsorge
- Anlass der Vorsorge (Pflicht-, Angebots- oder Wunschvorsorge) mit eindeutiger Tätigkeitsangabe (z. B. »Bildschirmarbeit«, »Lärm > 85 dB(A)«)
- Termin der nächsten Vorsorge (Datum oder »n. n.«)
- Unterschrift und Qualifikation der untersuchenden Ärztin oder des untersuchenden Arztes

6.2.3 Form und Verantwortlichkeit

Die Vorsorgebescheinigung ist ein eigenständiges Dokument und darf nicht mit einer Eignungsbescheinigung kombiniert werden.

Sie ist zu unterschreiben von:

- Der durchführenden Ärztin oder dem Arzt
- Oder einer Ärztin oder einem Arzt in Weiterbildung (mit erkennbarer Nennung der weiterbildenden Person)

Eine Ausfertigung der Vorsorgebescheinigung wird der untersuchten Person sowie dem Arbeitgebenden ausgehändigt. Letzterer bewahrt das Dokument im Rahmen seiner Vorsorgekartei gemäß § 3 Absatz 4 ArbMedVV auf.

6.2.4 Umgang mit auffälligen Befunden

Inhalte der Vorsorgebescheinigung an den Arbeitgebenden dürfen keine Diagnosen, Untersuchungsergebnisse oder Empfehlungen enthalten. Diese werden ausschließlich mit der untersuchten Person besprochen. Eine Empfehlung zum Tätigkeitswechsel darf nur ausgesprochen werden, wenn medizinische Gründe bei der untersuchten Person vorliegen und diese ausdrücklich in die Mitteilung an den Arbeitgebenden eingewilligt hat (§ 6 Abs. 4 ArbMedVV).

6.3 Fristen arbeitsmedizinischer Vorsorge

Die Fristen zur Durchführung arbeitsmedizinischer Vorsorgen sind in §4 und § 5 der Verordnung zur arbeitsmedizinischen Vorsorge (ArbMedVV) sowie in der AMR 2.1 konkretisiert. Sie bilden eine wesentliche Grundlage für die ärztliche Planung, die arbeitsmedizinische Empfehlung und die Organisation durch den Arbeitgebenden.

6.3.1 Grundprinzipien

- Pflicht- und Angebotsvorsorgen müssen *vor Aufnahme der Tätigkeit* erfolgen
- Nach Aufnahme der Tätigkeit gelten unterschiedliche Fristen für die *erste, zweite und weitere* Vorsorge
- Die ärztliche Empfehlung zur nächsten Vorsorge erfolgt individuell auf der Vorsorgebescheinigung (vgl. AMR 6.3)

6.3.2 Maximalfristen laut AMR 2.1

- *Erste Vorsorge:*
  - Spätestens 3 Monate vor Tätigkeitsaufnahme
- *Zweite Vorsorge:*
  - Bei Tätigkeiten mit sensibilisierenden Stoffen, Biostoffen oder Feuchtarbeit: nach spätestens 6 Monaten
  - Bei Tätigkeiten im Ausland mit besonderen klimatischen Belastungen: nach spätestens 24 Monaten
  - Alle übrigen Tätigkeiten: nach spätestens 12 Monaten

Weitere Vorsorgen: erfolgen in der Regel alle 36 Monate, sofern keine kürzere Frist medizinisch begründet wird.

Hinweis

Diese Fristen sind Maximalwerte. Kürzere Intervalle sind jederzeit möglich, insbesondere bei erhöhter Exposition oder auf Grundlage der Gefährdungsbeurteilung.

6.3.3 Individuelle Fristfestlegung durch die ärztliche Person

Die ärztliche Person legt die Frist auf Basis folgender Aspekte fest:

- Individuelle gesundheitliche Situation
- Art und Ausmaß der Gefährdung
- Arbeitsplatzverhältnisse laut Gefährdungsbeurteilung

- Erkenntnisse zur Früherkennung arbeitsbedingter Erkrankungen
- Biologische oder klinische Befunde (z. B. Biomonitoring)

Wird festgestellt, dass die Maximalfrist zu lang ist, kann eine kürzere Frist empfohlen werden. Der oder die Arbeitgebende ist in diesem Fall verpflichtet, erneut zur Vorsorge einzuladen.

6.4 Umgang mit Befunden

Dieses Kapitel stützt sich auf die Vorgaben der Verordnung zur arbeitsmedizinischen Vorsorge (ArbMedVV, §§ 3–6), die arbeitsmedizinischen Regeln AMR 2.1, 6.3 und 6.4 sowie auf die Empfehlungen der DGUV (2024, Abschnitt 1.3.3). Diese Grundlagen bilden den rechtlichen und fachlichen Rahmen für den datenschutzgerechten und verantwortungsvollen Umgang mit erhobenen Befunden im Rahmen arbeitsmedizinischer Vorsorgen.

Der Umgang mit Befunden ist nicht nur eine Frage der formalen Dokumentation, sondern zentraler Bestandteil des ärztlichen Handelns. Je nach Befundlage ergeben sich unterschiedliche Anforderungen an Dokumentation und Mitteilung. Im Vordergrund steht dabei stets der Schutz der personenbezogenen Daten sowie das auf Vertrauen beruhende Verhältnis zwischen der ärztlichen und der untersuchten Person.

6.4.1 Unauffällige Befunde

Liegt ein unauffälliger Befund vor, erfolgt die Dokumentation in der Vorsorgekartei (§ 3 Abs. 4 ArbMedVV). Eine Vorsorgebescheinigung gemäß AMR 6.3 wird ausgestellt, die Angaben über *Zeitpunkt*, *Anlass* sowie *empfohlenen Zeitpunkt der nächsten Vorsorge* enthält. Weitere Inhalte, insbesondere ärztliche Beurteilungen oder Diagnosen, sind nicht Bestandteil der Bescheinigung.

Eine Mitteilung an den Arbeitgebenden ist weder vorgesehen noch zulässig (§ 6 Abs. 4 ArbMedVV).

6.4.2 Auffällige Befunde

Bei auffälligen Befunden, die medizinisch auffällig oder grenzwertig, aber (noch) nicht tätigkeitsrelevant sind, wird wie folgt vorgegangen:

- Die ärztliche Person bespricht die Befunde ausschließlich mit der betroffenen Person und gibt bei Bedarf eine Empfehlung zur weiteren Abklärung (z. B. haus- oder fachärztlich).

- Die Dokumentation erfolgt in der Akte, jedoch nicht in der Vorsorgebescheinigung.
- Die Frist zur nächsten Vorsorge kann verkürzt werden (vgl. AMR 2.1).

Beispiel: Bei einer Angebotsvorsorge nach Tätigkeiten mit Feuchtarbeit ergibt sich ein klinisch unauffälliger, aber anamnestisch rezidivierender Ekzemverdacht. Die betroffene Person erhält eine Empfehlung zur hautärztlichen Mitbeurteilung. Die Frist zur nächsten Vorsorge wird vorsorglich auf 12 Monate verkürzt. Eine Kommunikation mit dem Arbeitgebenden erfolgt nicht.

6.4.3 Mitteilungspflicht bei unzureichendem Arbeitsschutz

Ergeben sich Anhaltspunkte dafür, dass bestehende Schutzmaßnahmen nicht ausreichend sind, ist der oder die Arbeitgebende gemäß § 6 Abs. 4 Satz 2 ArbMedVV darauf hinzuweisen. In diesem Fall ist eine *ärztliche Mitteilung über notwendige Schutzmaßnahmen* zulässig. Dies betrifft insbesondere Empfehlungen zur Anpassung technischer oder organisatorischer Bedingungen.

Die DGUV-Empfehlungen (2024) betonen hierzu:

> »Bei Anhaltspunkten über unzureichende Maßnahmen des Arbeitsschutzes erfolgt nach § 6 Abs. 4 Satz 2 ArbMedVV hierzu eine Mitteilung an das Unternehmen grundsätzlich unter Einhaltung der Schweigepflicht und einschließlich des Vorschlags von Schutzmaßnahmen. Solche Vorschläge bedürfen nach AMR 6.4 Punkt 3.2 (2) nicht der Einwilligung der Versicherten. Sie lösen immer eine Handlungspflicht des Unternehmers oder der Unternehmerin aus (§ 8 ArbMedVV).« (DGUV, 2024, S. 15)

Beispiele

- Fehlende Schutzkleidung bei Tätigkeiten mit Biostoffen
- Ungenügender Hautschutz bei Feuchtarbeit
- Unzureichender UV-Schutz bei Außenarbeit

Tätigkeitswechsel nur mit Einwilligung

Eine Empfehlung zum Tätigkeitswechsel darf ausschließlich dann ausgesprochen werden,

- wenn individuelle medizinische Gründe der betroffenen Person vorliegen und
- *eine schriftliche Einwilligung* zur Mitteilung an den Arbeitgebenden vorliegt (§ 6 Abs. 4 Satz 3 ArbMedVV).

Beispiel

Eine betroffene Person mit insulinpflichtigem Diabetes zeigt in der Vorsorge für Tätigkeiten mit Absturzgefahr eine Hypoglykämieneigung. Nach ausführlicher

Beratung stimmt die Person einer arbeitsmedizinischen Mitteilung zu. Es wird empfohlen, die Tätigkeit anzupassen.

6.5 Handlungsempfehlungen sicher formulieren

Handlungsempfehlungen gehören zum ärztlichen Alltag in der Arbeitsmedizin. Sie betreffen sowohl beratende Hinweise an die untersuchte Person als auch Mitteilungen an den Arbeitgebenden im Rahmen der arbeitsmedizinischen Vorsorge oder auf Grundlage festgestellter Mängel in Arbeitssicherheit und Arbeitsschutz. Dabei gilt es, sprachlich und inhaltlich zwischen ärztlicher Empfehlung, Mitteilung und Eignungsbeurteilung zu unterscheiden.

6.5.1 Empfehlungen an die untersuchte Person

Im Rahmen der arbeitsmedizinischen Vorsorge werden medizinisch-fachliche Einschätzungen und Empfehlungen in einem persönlichen Gespräch übermittelt. Die untersuchte Person entscheidet selbstständig, ob und in welchem Umfang sie ärztliche Hinweise umsetzt. Die Dokumentation erfolgt ausschließlich in der ärztlichen Untersuchungsakte, nicht in der Vorsorgebescheinigung.

Beispiele für empfehlende Formulierungen

- Es wird empfohlen, eine hausärztliche Blutdruckkontrolle durchzuführen.
- Zur weiteren Abklärung wird eine hautärztliche Vorstellung angeregt.
- Im Hinblick auf eine mögliche Nachtdiensteignung empfiehlt sich eine fachärztliche Beurteilung.

Solche Empfehlungen sind freiwillig und nicht mit einer gesundheitlichen Einschränkung im beruflichen Sinne gleichzusetzen.

Mitteilungen an den Arbeitgebenden

Eine arbeitsmedizinische Mitteilung an den Arbeitgebenden ist nur unter bestimmten Voraussetzungen zulässig:

- Bei ausdrücklicher Einwilligung der untersuchten Person (§ 6 Abs. 4 Satz 3 ArbMedVV)
- Bei Anhaltspunkten für unzureichende Schutzmaßnahmen (§ 6 Abs. 4 Satz 2 ArbMedVV)

Im ersten Fall handelt es sich um individuelle Mitteilungen, zum Beispiel bei gesundheitlichen Gründen für eine Tätigkeitsanpassung oder einen Tätigkeitswechsel, im zweiten Fall um arbeitsplatzbezogene Empfehlungen ohne personenbezogene Daten.

Beispiele für zulässige Mitteilungen an den Arbeitgebenden

- Es wird empfohlen, den Hautschutzplan für Feuchtarbeit zu aktualisieren.
- Die untersuchte Person hat in die Mitteilung eingewilligt. Es wird angeraten, eine Tätigkeit ohne Nachtdienste zu prüfen.
- Im Rahmen der Vorsorge wurde festgestellt, dass kein ausreichender UV-Schutz zur Verfügung steht. Es wird empfohlen, geeignete Maßnahmen zu ergreifen.

Eine Empfehlung zum Tätigkeitswechsel oder zur Einschränkung darf nur erfolgen, wenn die betroffene Person schriftlich eingewilligt hat. Andernfalls ist eine Kommunikation unzulässig. Diagnosen oder Befunde dürfen niemals Bestandteil der Mitteilung an den Arbeitgebenden sein.

Eignungsähnliche Aussagen vermeiden

Insbesondere im Zusammenhang mit Eignungsuntersuchungen besteht die Gefahr, dass Empfehlungen als Eignungsbeurteilungen missverstanden werden. Solche Aussagen gehören nicht in die Vorsorge, sondern ausschließlich in den Kontext einer klar definierten Eignungsuntersuchung.

Unzulässig sind Formulierungen wie:

- »Die Person ist nicht geeignet.«
- »Eine weitere Ausübung der Tätigkeit wird ärztlich nicht empfohlen.«
- »Die Tätigkeit sollte eingestellt werden.«

Stattdessen empfiehlt sich eine sachliche und neutrale Ausdrucksweise mit Verweis auf eine weiterführende Abklärung oder eine Empfehlung zur erneuten ärztlichen Beurteilung. Wichtig ist dabei die klare Trennung zwischen individueller Beratung der untersuchten Person und einer eventuellen einwilligungsbasierten Information an den Arbeitgebenden.

- Beispielhafte Formulierung für den Arbeitgebenden (mit Einwilligung): »Es liegen arbeitsmedizinische Hinweise vor, die schriftlich und mündlich mit der betroffenen Person besprochen wurden. Eine individuelle Empfehlung wurde ausgesprochen.«
- Beispielhafte Formulierung im Beratungsgespräch mit der untersuchten Person: »Wir empfehlen eine augenärztliche Abklärung sowie gegebenenfalls eine Vorstellung bei einer Optikerin oder einem Optiker zur Anpassung einer geeigneten Sehhilfe.«

6.6 Beratung der Beschäftigten

Die Beratung von Beschäftigten ist ein zentrales Element arbeitsmedizinischer Vorsorge. Sie geht über die reine Informationsweitergabe hinaus und zielt darauf ab, Gesundheitsbewusstsein zu fördern, Vertrauen aufzubauen und individuelle Belastungen realistisch einzuschätzen. Eine gute Beratung stärkt die Eigenverantwortung der betroffenen Person und schafft die Grundlage für eine informierte Entscheidungsfindung.

6.6.1 Ziel und Rahmen der Beratung

Arbeitsmedizinische Beratung ist weder Therapie noch Begutachtung. Sie erfolgt ergebnisoffen, unabhängig und vertraulich. Die untersuchte Person hat jederzeit das Recht, Untersuchungen abzulehnen oder Inhalte nicht zu besprechen. Die Beratung orientiert sich am Vorsorgeanlass (zum Beispiel Nachtschicht, Feuchtarbeit, Bildschirmarbeit), berücksichtigt jedoch auch individuelle gesundheitliche Aspekte, sofern diese freiwillig thematisiert werden.

Ziele der Beratung können sein:

- Die Förderung gesundheitsschützenden Verhaltens
- Der Hinweis auf weiterführende ärztliche Abklärung
- Die Unterstützung bei der Einschätzung eigener Belastbarkeit
- Das Aufzeigen von arbeitsplatzbezogenen Schutzmaßnahmen

6.6.2 Gesprächsführung und Struktur

Eine systematische Gesprächsführung hilft, auch in zeitlich begrenzten Situationen gezielt auf relevante Themen einzugehen. In der Praxis hat sich folgender Ablauf bewährt:

1. Offene Gesprächseröffnung (z. B. »Was möchten Sie heute ansprechen?«)
2. Anamnesegeleitete Exploration (z. B. Schlafverhalten bei Schichtarbeit, Hautveränderungen bei Feuchtarbeit)
3. Beratung und Einordnung (gegebenenfalls Hinweis auf Schutzmaßnahmen oder Empfehlungen zur Abklärung)
4. Abschluss mit Zusammenfassung (z. B. »Ich empfehle Ihnen, das mit Ihrer Hausärztin oder Ihrem Hausarzt weiter zu besprechen.«)

Ein wertschätzender, empathischer Umgang ist dabei ebenso wichtig wie eine klare Kommunikation medizinischer Sachverhalte. Die untersuchte Person profitiert mehr von praxisnahen Hinweisen als von theoretischen Belehrungen. Eine respektvolle Gesprächsführung und der Einbezug individueller Lebensumstände fördern die Bereitschaft, Empfehlungen tatsächlich umzusetzen.

6.6.3 Beispiele aus der Praxis

- Eine Beschäftigte berichtet in der Angebotsvorsorge für Nachtschichttätigkeit über zunehmende Einschlafstörungen. Nach einer kurzen Schlafanamnese wird empfohlen, bei anhaltenden Beschwerden eine hausärztliche oder fachärztliche Abklärung zu veranlassen. In der arbeitsmedizinischen Beratung wird ergänzend auf mögliche Maßnahmen zur Anpassung des Schichtmodells und auf schlafhygienische Empfehlungen hingewiesen.
- Bei der Wunschvorsorge äußert ein Mitarbeitender den Wunsch nach Unterstützung zur Gewichtsreduktion. In der Beratung wird auf hausärztliche Begleitung sowie auf betriebliche Bewegungsangebote hingewiesen. Ergänzend wird Informationsmaterial zur Ernährung übergeben.
- In einer Pflichtvorsorge für Tätigkeiten mit Hautbelastung berichtet eine Reinigungskraft über Hauttrockenheit und Juckreiz. Es wird eine hautärztliche Mitbeurteilung empfohlen und auf geeignete Hautschutzmittel sowie die Bedeutung regelmäßiger Anwendung hingewiesen.

6.6.4 Dokumentation

Die Inhalte der Beratung werden in der ärztlichen Untersuchungsakte dokumentiert.

6.7 Empfehlungen an den Arbeitgebenden

Empfehlungen an den Arbeitgebenden sind ein sensibler Bestandteil der arbeitsmedizinischen Tätigkeit. Sie dienen dem Zweck, die Sicherheit und Gesundheit der Beschäftigten zu schützen und die betrieblichen Bedingungen im Sinne des Arbeitsschutzes zu verbessern. Voraussetzung ist stets eine klare Trennung zwischen personenbezogener Mitteilung und allgemeinen Hinweisen zum Arbeitsschutz.

6.7.1 Rechtlicher Rahmen

Nach § 6 Absatz 4 der Verordnung zur arbeitsmedizinischen Vorsorge (ArbMedVV) ist eine Mitteilung an den Arbeitgebenden nur in folgenden Fällen zulässig:

- Bei Einwilligung der untersuchten Person, insbesondere wenn eine Empfehlung zu einem Tätigkeitswechsel ausgesprochen werden soll
- Bei Anhaltspunkten für unzureichende Schutzmaßnahmen, auch ohne Einwilligung, sofern die Schweigepflicht gewahrt bleibt und keine personenbezogenen Gesundheitsdaten offengelegt werden

Diese Empfehlungen sind keine Diagnosen und keine Aussagen über die Eignung der untersuchten Person, sondern Hinweise zur Verbesserung der Arbeitsbedingungen oder zur weiteren arbeitsmedizinischen Betreuung.

6.7.2 Form und Inhalt

Empfehlungen sollten sachlich, präzise und möglichst allgemein gehalten sein. Persönliche Gesundheitsdaten oder detaillierte Untersuchungsergebnisse gehören nicht in die Mitteilung. Stattdessen werden nur arbeitsplatzbezogene Hinweise formuliert oder, bei Einwilligung, gezielte Empfehlungen zur Tätigkeitsgestaltung übermittelt.

Beispiele für allgemeine Empfehlungen an den Arbeitgebenden

- »Es wird empfohlen, den Hautschutzplan bei Feuchtarbeit zu überprüfen und geeignete Schutzmaßnahmen zu etablieren.«
- »Im Rahmen der arbeitsmedizinischen Vorsorge wurde festgestellt, dass bei der Außenarbeit kein ausreichender Sonnenschutz zur Verfügung steht. Es wird empfohlen, entsprechende Schutzkleidung bereitzustellen.«
- »Die untersuchte Person hat einer Mitteilung zugestimmt. Es wird empfohlen, eine Tätigkeit ohne Nachtdienste zu prüfen.«

6.7.3 Dokumentation und Weitergabe

Die Mitteilung an den Arbeitgebenden erfolgt in der Regel in schriftlicher Form, zum Beispiel per Formular oder als kurzer, sachlicher Vermerk im Rahmen der arbeitsmedizinischen Rückmeldung. Eine Kopie verbleibt in der ärztlichen Akte.

Eine Rücksprache mit der betroffenen Person ist vor jeder Mitteilung ausdrücklich empfohlen, auch bei anonymisierten Hinweisen, um Transparenz und Vertrauen zu wahren.

Info: Typische Fehler in der arbeitsmedizinischen Vorsorge (und wie man sie vermeidet) (▸ Tab. 6.1)

Tab. 6.1: Typische Fehler in der arbeitsmedizinischen Vorsorge (und wie man sie vermeidet)

Fehler	Besser so
Empfehlung ohne Einwilligung an Arbeitgebenden geschickt	Nur mit schriftlicher Einwilligung der betroffenen Person
Diagnose in Vorsorgebescheinigung genannt	Keine medizinischen Inhalte auf der Bescheinigung

Tab. 6.1: Typische Fehler in der arbeitsmedizinischen Vorsorge (und wie man sie vermeidet) – Fortsetzung

Fehler	Besser so
Keine Frist für nächste Vorsorge angegeben	Frist auf der Bescheinigung eintragen (Datum oder *n. n.*)
Wunschvorsorge mit Eignung vermischt	Dokumente sauber trennen, keine Kombibescheinigung
Gespräch mit Führungskraft ohne Zustimmung der untersuchten Person geführt	Nur allgemeine Aussagen, keine Weitergabe ohne Einwilligung
Eignungsaussage in Vorsorgekontext getroffen	Keine Aussagen zur Eignung im Rahmen der Vorsorge, stattdessen ggf. Hinweis auf Eignungsuntersuchung
Kein Hinweis auf fehlende Schutzmaßnahmen trotz offensichtlichem Mangel	Hinweis an den Arbeitgebenden möglich, wenn Arbeitsschutz unzureichend ist (gemäß § 6 Abs. 4 ArbMedVV)

6.8 Kommunikation und Beratung im Betriebsalltag

Neben der individuellen Beratung im Rahmen der arbeitsmedizinischen Vorsorge ist auch die Kommunikation mit betrieblichen Akteuren ein wesentlicher Bestandteil der arbeitsmedizinischen Tätigkeit. Ob in ASA-Sitzungen, bei Begehungen oder in Gesprächen mit Führungskräften – die ärztliche Rolle als fachlich unabhängige, beratende Instanz erfordert Klarheit, Abgrenzung und Fingerspitzengefühl. Dieses Kapitel zeigt, wie arbeitsmedizinische Inhalte sicher und wirksam in den betrieblichen Alltag eingebracht werden können.

6.8.1 Gespräche mit Führungskräften, Sicherheitsfachkräften und Mitarbeitenden

Gespräche mit betrieblichen Akteuren gehören zum Alltag arbeitsmedizinischer Tätigkeit. Dazu zählen Führungskräfte, Fachkräfte für Arbeitssicherheit, Mitglieder von Interessenvertretungen sowie Personalverantwortliche. Auch außerhalb der regulären Vorsorge kann arbeitsmedizinische Beratung angefragt oder erforderlich sein, etwa bei ASA-Sitzungen, nach Arbeitsplatzbegehungen oder im Kontext individueller Fragestellungen.

Ziel solcher Gespräche

Ziel ist es, arbeitsmedizinische Aspekte fachlich korrekt, unabhängig und verständlich in den betrieblichen Kontext einzubringen. Dabei sind einerseits die Schweigepflicht und das Selbstbestimmungsrecht der Beschäftigten zu wahren, andererseits konkrete Hinweise zur Verbesserung des Arbeitsschutzes zu ermöglichen.

Typische Gesprächsanlässe

- Rückfragen nach einer arbeitsmedizinischen Einschätzung
- Hinweise zu Arbeitsplatzverhältnissen (zum Beispiel Lichtverhältnisse, ergonomische Hilfsmittel, Schutzmaßnahmen)
- Informationsweitergabe aus ASA-Sitzungen oder Begehungen
- Anfragen zur Wiedereingliederung nach längerer Erkrankung
- Nachfragen zu Wunschvorsorgen oder betrieblichen Impfaktionen

Gesprächsführung mit Führungskräften

Führungskräfte haben häufig ein berechtigtes Interesse daran, arbeitsmedizinische Empfehlungen zu verstehen und daraus Maßnahmen abzuleiten. Dabei ist wichtig, keine personenbezogenen Gesundheitsdaten weiterzugeben. Die ärztliche Kommunikation sollte sich auf allgemeine Aussagen beschränken, etwa:

- »Die betroffene Person wurde arbeitsmedizinisch beraten.«
- »Aus ärztlicher Sicht ergeben sich keine konkreten Einschränkungen.«
- »Eine Empfehlung wurde ausschließlich an die betroffene Person übermittelt.«
- »Die Rückmeldung an den Betrieb erfolgt in Abstimmung mit der betroffenen Person.«

Bei Rückfragen zu Eignung, Belastbarkeit oder Diagnosen ist zurückhaltend zu reagieren. Nur bei schriftlicher Einwilligung der betroffenen Person darf eine individualisierte Empfehlung übermittelt werden.

Zusammenarbeit mit Sicherheitsfachkräften

Die Zusammenarbeit mit Sicherheitsfachkräften erfolgt auf Augenhöhe und ist ein zentrales Element der betrieblichen Prävention. Themen sind beispielsweise Gefährdungsbeurteilungen, Schutzmaßnahmen oder Auffälligkeiten aus Arbeitsplatzbegehungen. Hier können arbeitsmedizinische Hinweise eingebracht werden, zum Beispiel zur Hautbelastung, UV-Exposition oder ergonomischen Gestaltung.

- Beispiel: Nach mehreren Rückmeldungen zur Klimatisierung eines Produktionsbereichs berichten Mitarbeitende über Schleimhautreizungen. Die Fachkraft für Arbeitssicherheit nimmt Kontakt zur Arbeitsmedizinerin auf. In Abstimmung wird eine Begehung durchgeführt und eine Vorsorge nach ArbMedVV angeboten.

Gesprächssituationen mit Mitarbeitenden

Auch außerhalb der formellen Vorsorge kann es zu Gesprächen mit Mitarbeitenden kommen – zum Beispiel im Rahmen von Betriebsaktionen, Impfkampagnen oder offenen Sprechstunden. Hier gelten dieselben Grundprinzipien: Freiwilligkeit, ärztliche Unabhängigkeit und strikte Vertraulichkeit.

Solche Gespräche können genutzt werden, um auf Vorsorgeangebote aufmerksam zu machen, Fragen zur eigenen Gesundheit am Arbeitsplatz zu klären oder Informationsmaterial zu übergeben.

6.8.2 Häufige Konfliktfelder

Im betrieblichen Alltag können Situationen entstehen, in denen arbeitsmedizinische Aufgaben auf Interessenskonflikte, Missverständnisse oder unklare Zuständigkeiten treffen. Die Kenntnis typischer Konfliktfelder hilft dabei, professionell und lösungsorientiert zu reagieren, ohne die ärztliche Unabhängigkeit zu gefährden.

Wunschvorsorge wird mit Eignungsuntersuchung verwechselt

Ein häufiger Fehler ist die Erwartung des Arbeitgebenden, dass im Rahmen einer Wunschvorsorge Aussagen zur beruflichen Eignung getroffen werden. In diesem Fall ist eine klare Abgrenzung notwendig: Die arbeitsmedizinische Vorsorge dient der individuellen Beratung, nicht der Eignungsfeststellung. Eine Bescheinigung zur Eignung ist ausschließlich im Rahmen einer Eignungsuntersuchung nach vorheriger Indikationsstellung vorgesehen.

Datenschutzkonflikte

Immer wieder werden Informationen über gesundheitliche Einschränkungen eingefordert – zum Beispiel durch Führungskräfte oder Personalwesen. Hier ist es wichtig, die ärztliche Schweigepflicht konsequent zu vertreten. Ohne schriftliche Einwilligung der betroffenen Person darf keine personenbezogene Information weitergegeben werden.

Erwartungshaltung nach Diagnosestellung

In Beratungsgesprächen wird nicht selten eine Diagnose erwartet. Auch hier ist eine klare Kommunikation entscheidend: Die arbeitsmedizinische Tätigkeit ist beratend und präventiv, keine kurative Behandlung. Empfehlungen zur weiteren fachärztlichen Abklärung können ausgesprochen werden, die Diagnostik liegt jedoch außerhalb des arbeitsmedizinischen Auftrags.

Unklare Rollenverteilung bei interdisziplinären Gesprächen

Gerade in ASA-Sitzungen oder im Rahmen von Wiedereingliederungen kann es zu Rollenkonflikten kommen, etwa wenn unterschiedliche Erwartungen an die ärztliche Beteiligung formuliert werden. Hier hilft eine transparente Klärung: Die arbeitsmedizinische Einschätzung erfolgt im Rahmen des Arbeitsschutzes, nicht im Rahmen von Personalentscheidungen oder Leistungsbeurteilungen.

6.8.3 Gesprächsleitfäden

Schwierige Gesprächssituationen gehören zum Alltag in der Arbeitsmedizin. Dabei ist es hilfreich, vorbereitete Formulierungen oder Gesprächsstrategien zur Hand zu haben, die sowohl der ärztlichen Haltung als auch der betrieblichen Realität gerecht werden. Hier einige Beispiele:

Gespräch mit einer Führungskraft, die Informationen zur gesundheitlichen Eignung einer Person fordert

Führungskraft: »Können Sie mir sagen, ob die Mitarbeiterin überhaupt noch arbeitsfähig ist?«
Antwort: »Ich verstehe Ihr Anliegen. Bitte haben Sie Verständnis dafür, dass ich keine gesundheitsbezogenen Daten weitergeben darf. Die Mitarbeiterin wurde umfassend beraten. Sollte weiterer Handlungsbedarf bestehen, erfolgt eine Rückmeldung nur nach schriftlicher Einwilligung.«

Gespräch mit einem Mitarbeitenden, der eine arbeitsmedizinische Einschätzung mit einer therapeutischen Behandlung verwechselt

Mitarbeitende Person: »Können Sie mir etwas gegen meine Rückenschmerzen verschreiben?«
Antwort: »Die arbeitsmedizinische Beratung dient dazu, Belastungen am Arbeitsplatz zu erkennen und gegebenenfalls Empfehlungen auszusprechen. Eine Therapieeinleitung erfolgt über Ihre behandelnde Haus- oder Fachärztin beziehungsweise Ihren Arzt.«

Konfliktgespräch mit einer Person, die nach einer Empfehlung den Arbeitsplatz wechseln soll

Mitarbeitende Person: »Ich will aber weiter Nachtschicht machen, das geht Sie doch nichts an.«
Antwort: »Die Empfehlung erfolgt aus arbeitsmedizinischer Sicht, weil bestimmte gesundheitliche Risiken bestehen. Ob und wie Sie diese Empfehlung umsetzen, entscheiden Sie selbst. Eine Mitteilung an den Arbeitgebenden erfolgt nur mit Ihrer Zustimmung.«

Beratungsgespräch zu Schutzmaßnahmen, zum Beispiel UV-Exposition

Mitarbeitende Person: »Ich arbeite viel draußen, aber so schlimm ist das nicht.«
Antwort: »Gerade bei regelmäßiger Außenarbeit kann UV-Strahlung langfristige Folgen haben. Ich empfehle geeignete Schutzmaßnahmen wie Kleidung, Kopfbedeckung und Hautschutzmittel. Diese Empfehlung kann auch an den Arbeitgebenden weitergegeben werden – auf Wunsch anonymisiert.«

7 Beratungsaspekte in der Arbeitsmedizin

Die arbeitsmedizinische Vorsorge ist weit mehr als die Durchführung standardisierter Untersuchungen. Sie versteht sich als ganzheitliches Angebot, das gesundheitliche Risiken frühzeitig erkennt, Schutzmaßnahmen anregt und zur Erhaltung der Beschäftigungsfähigkeit beiträgt. Grundlage dieses Verständnisses bildet die AMR 3.3, die ausdrücklich betont, dass arbeitsmedizinische Vorsorge alle physischen, psychischen und sozialen Einflussfaktoren der Arbeit erfassen soll, auch jenseits der Anhänge der ArbMedVV.

7.1 Prävention und Verhältnisprävention

Arbeitsmedizinische Prävention zielt darauf ab, gesundheitliche Beeinträchtigungen frühzeitig zu erkennen, Risikofaktoren zu reduzieren und die Arbeitsfähigkeit langfristig zu erhalten. Sie umfasst sowohl *verhaltensorientierte Maßnahmen* (Verhaltensprävention) als auch *arbeitsplatzbezogene Veränderungen* (Verhältnisprävention). Beide Ansätze ergänzen sich und sollten idealerweise ineinandergreifen.

Verhaltensprävention adressiert das individuelle Gesundheitsverhalten der beschäftigten Person z. B. Bewegungsverhalten, Schlaf, Ernährung oder Stressbewältigung. Diese Themen lassen sich in arbeitsmedizinischen Vorsorgeanlässen oder Beratungsgesprächen gezielt aufgreifen. Für die praktische Umsetzung hat es sich bewährt, kleine, realistische Schritte zu empfehlen. Beschäftigte können Veränderungen eher annehmen, wenn sie überschaubar und in den Alltag integrierbar sind.

Verhältnisprävention zielt auf die Veränderung von Arbeitsbedingungen. Dazu zählen z. B. ergonomische Anpassungen der Arbeitsplätze, organisatorische Entlastung bei Schichtarbeit oder der Einbezug von Schutzmaßnahmen bei Lärm, Gefahrstoffen oder psychischer Belastung.

Ein zentraler Fokus liegt auf der *frühzeitigen Erkennung arbeitsbedingter Erkrankungen.* Diese umfassen Beschwerden oder Diagnosen, die durch berufliche Belastungen *mitverursacht oder verschlimmert* werden, unabhängig davon, ob eine Berufskrankheit vorliegt. Die AMR 3.3 fordert, auch diese Konstellationen im Rahmen der arbeitsmedizinischen Vorsorge zu erfassen und gegebenenfalls ärztliche Empfehlungen auszusprechen, z. B. zur weiteren Diagnostik oder für betriebliche Maßnahmen.

- *Beispiel aus der Praxis:*
  Eine Beschäftigte in der Produktion berichtet über wiederkehrende Schulterbeschwerden. Neben Hinweisen auf Eigenübungen erfolgt die Empfehlung zur ergonomischen Anpassung des Arbeitsplatzes sowie zur Vorstellung in einer orthopädischen Fachabklärung. Die ärztliche Dokumentation enthält ergänzend den Hinweis auf eine mögliche arbeitsbedingte Beteiligung und das Angebot zur Wunschvorsorge.

Auch die *Wunschvorsorge* gemäß § 5a ArbMedVV ist ein zentrales Element des präventiven Ansatzes. Die AMR 3.3 betont ausdrücklich, dass dieses Angebot aktiv kommuniziert und niedrigschwellig zugänglich sein sollte, auch wenn kein Pflicht- oder Angebotsvorsorgeanlass vorliegt.

7.2 Lebensstilberatung

Die Lebensstilberatung ist ein zentraler Bestandteil der arbeitsmedizinischen Vorsorge. Sie bietet die Möglichkeit, individuelle Gesundheitsressourcen zu stärken und präventiv auf Risiken einzuwirken, die zwar *nicht unmittelbar durch die Arbeit verursacht* sind, aber dennoch *arbeitsrelevant* sein können.

Typische Themenfelder der Lebensstilberatung sind

- Körperliche Aktivität und Bewegungsverhalten
- Ernährungsgewohnheiten und Stoffwechselgesundheit
- Tabak- und Alkoholkonsum
- Schlafqualität und Regeneration
- Stressverarbeitung und mentale Gesundheit

Wichtig ist, die Lebensstilberatung *nicht als Belehrung*, sondern als *ressourcenorientiertes Gesprächsangebot* zu gestalten. In arbeitsmedizinischen Gesprächen bieten sich hierzu niedrigschwellige Einstiege, zum Beispiel bei Auffälligkeiten im Rahmen der Vorsorge, bei Angaben der untersuchten Person oder als Reaktion auf bekannte Belastungssituationen im Betrieb.

- *Beispiel aus der Praxis:*
  Eine Beschäftigte berichtet über anhaltende Erschöpfung und Einschlafprobleme. Im Beratungsgespräch wird eine unregelmäßige Essstruktur und der hohe Koffeinkonsum am Nachmittag thematisiert. Die ärztliche Empfehlung umfasst Hinweise zur Ernährung, zur Schlafhygiene und zur Nutzung betrieblicher Angebote zur Stressbewältigung. Zusätzlich erfolgt ein Verweis auf die Wunschvorsorge und weiterführende Unterstützungsangebote der gesetzlichen Krankenkasse.

Gerade im Bereich *psychischer Gesundheit* spielt die Lebensstilberatung eine wichtige Rolle. Das gilt insbesondere bei schichtbedingten Schlafstörungen, somatischen Stressreaktionen oder reduzierter Belastbarkeit. In diesen Fällen können *empfehlende Hinweise zur ärztlichen Abklärung*, zur Teilnahme an Präventionsprogrammen oder zur Einbindung in das betriebliche Eingliederungsmanagement (BEM) ausgesprochen werden.

Zahlreiche Krankenkassen und Unfallversicherungsträger bieten zielgerichtete Programme zu Ernährung, Bewegung, Stressbewältigung oder Suchtprävention an. Die arbeitsmedizinische Beratung kann diese Programme gezielt unterstützen, zum Beispiel durch:

- Hinweise auf Präventionsangebote der Krankenkassen nach § 20 SGB V
- Informationen über Unterstützungsangebote der Unfallversicherungsträger
- Empfehlungen zur Teilnahme an betrieblichen Maßnahmen wie Rückenschule, Workshops zur mentalen Gesundheit oder Gesundheitstagen

Lebensstilberatung sollte *nicht losgelöst vom Arbeitskontext* erfolgen. Vielmehr gilt es, *Alltagsrealität und Arbeitsanforderungen gemeinsam zu reflektieren.* Besonders bedeutsam ist dies bei Schichtarbeit, hoher körperlicher Belastung, begrenzten Erholungspausen oder eingeschränktem Zugang zu gesunder Ernährung im Betrieb. Eine empathische, lösungsorientierte Gesprächsführung bildet die Grundlage für wirksame Impulse. Es ist sinnvoll, dass sich beratende Personen mit den vorhandenen Strukturen vertraut machen, um im Bedarfsfall gezielt auf regionale Angebote, eigene Netzwerke oder betriebsspezifische Programme verweisen zu können.

7.3 Betriebliche Einbindung und Kommunikation

Arbeitsmedizinisches Handeln entfaltet seine volle Wirkung nur dann, wenn es in betriebliche Prozesse eingebunden ist. Neben der individuellen Vorsorgeberatung ist die *Verhältnisprävention auf organisationaler Ebene* zentraler Bestandteil der ärztlichen Tätigkeit. Dies erfordert eine enge Abstimmung mit Führungskräften, Personalverantwortlichen, Sicherheitsfachkräften sowie weiteren betrieblichen Akteurinnen und Akteuren.

Zentrale Schnittstellen bestehen dabei in:

- Der Teilnahme an ASA-Sitzungen
- Der beratenden Mitwirkung bei der Gefährdungsbeurteilung
- Der Begleitung des betrieblichen Eingliederungsmanagements (BEM)
- Der Auswertung und Rückmeldung betrieblicher Gesundheitsdaten
- Der Entwicklung und Bewertung gesundheitsförderlicher Maßnahmen

Die *AMR 3.3* unterstreicht, dass ärztliche Beratung dabei nicht auf die individuelle Ebene beschränkt sein darf, sondern stets auch die Arbeitsbedingungen und betrieblichen Zusammenhänge berücksichtigen soll.

Ein besonderer Stellenwert kommt der *psychischen Gefährdungsbeurteilung* zu. Diese ist fester Bestandteil der allgemeinen Gefährdungsbeurteilung nach § 5 ArbSchG und muss unabhängig von Branche oder Betriebsgröße erfolgen. Ziel ist es, *psychisch belastende Arbeitsbedingungen* zu identifizieren, zu bewerten und geeignete Maßnahmen zur Verbesserung abzuleiten.

Arbeitsmedizinische Fachkräfte sollen im Rahmen der psychischen Gefährdungsbeurteilung dazu beitragen, *gesundheitliche Zusammenhänge* fachlich einzuordnen, *Empfehlungen abzuleiten* und *Veränderungsbedarfe mit den betrieblichen Verantwortlichen zu reflektieren.* Dies kann sowohl beratend als auch aktiv gestaltend erfolgen, etwa bei der Auswahl geeigneter Erhebungsverfahren, der Moderation von Workshops oder der Rückmeldung von Ergebnissen an die betrieblichen Entscheidungstragenden.

Wesentlich ist, dass die psychische Gefährdungsbeurteilung *keine individuelle Diagnostik* darstellt, sondern ein *betrieblicher Präventionsprozess* ist. Ziel ist nicht die Bewertung einzelner Mitarbeitender, sondern die Ableitung von Maßnahmen auf organisationaler Ebene.

Typische Belastungsfaktoren, die im Rahmen der Psychischen Gefährdungsbeurteilung betrachtet werden, sind zum Beispiel:

- Arbeitsintensität und Zeitdruck
- Mangelnde Handlungsspielräume
- Störungen und Unterbrechungen
- Unklare Verantwortlichkeiten
- Soziale Spannungen im Team
- Fehlende Wertschätzung oder Rückmeldung

Arbeitsmedizinische Fachkräfte können hier eine vermittelnde Rolle einnehmen, etwa durch:

- Das Interpretieren und Einordnen anonymisierter Befragungsergebnisse
- Die Ableitung arbeitsmedizinisch relevanter Empfehlungen
- Die gezielte Anregung betrieblicher Maßnahmen, z. B. Führungskräfteschulungen, Anpassung der Arbeitsorganisation oder Einführung von Feedbacksystemen

Die arbeitsmedizinische Begleitung der Gefährdungsbeurteilung psychischer Belastung erfordert eine enge, vertrauensvolle Abstimmung mit den betrieblichen Verantwortlichen. Durch eine sachliche, lösungsorientierte Kommunikation können gesundheitliche Belastungen benannt und konkrete Veränderungsvorschläge entwickelt werden. Entscheidend ist dabei, dass Prävention nicht als einmalige Maßnahme verstanden wird, sondern als *kontinuierlicher Prozess im Dialog zwischen Fachpersonen und Betrieb.*

Literaturverzeichnis

Aligbe, P. (2025a). Berufsrecht für Arbeitsmediziner (Kapitel 5.4.3 Einwilligung Minderjähriger und Sonderfall Untersuchungen nach dem Jugendarbeitsschutzgesetz). Erich Schmidt Verlag.

Aligbe, P. (2025b). Berufsrecht für Arbeitsmediziner (Kapitel 10.8: Schutzimpfungen im Rahmen der ArbMedVV, S. 116 ff.). Erich Schmidt Verlag.

Aligbe, P. (2025c). Berufsrecht für Arbeitsmediziner (Kapitel 12: Fortbildungsverpflichtung, S. 132 ff.). Erich Schmidt Verlag.

AMBOSS. (2025a). Heterophorie. In AMBOSS Wissen. https://next.amboss.com/de/article/uO0p8T (Zugriff am 24.08.2025).

AMBOSS. (2025b). Belastungs-EKG. In AMBOSS Wissensplattform. Miamed GmbH. (https://next.amboss.com/de/search?q=Belastungs+EKG&v=overview (Zugriff am 26.08.2025).

AMBOSS. (2025c). FEV1 – Forciertes exspiratorisches Volumen in 1 Sekunde. In AMBOSS Wissensplattform. Miamed GmbH. https://next.amboss.com/de/article/Fl0gAT?q=fev1 (Zugriff am 26.08.2025).

AMBOSS. (2025d). Plattenepithelkarzinom der Haut. In AMBOSS Online. https://next.amboss.com/de/article/Ik0Y6T (Zugriff am 03.11.2025).

AMBOSS. (o.J.a). Mittelohr – Übersicht. https://next.amboss.com/de/search?q=mittelohr&v=overview&m=44Y3j6&full_screen=true (Zugriff am 29.08.2025).

AMBOSS. (o.J.b). Weber- und Rinne-Versuch. In AMBOSS Wissensplattform. Miamed GmbH. https://next.amboss.com/de/article/NN0-Yg (Zugriff am 27.08.2025).

AMBOSS. (o.J.c). Belastungs-EKG. In AMBOSS Wissensplatform. Miamed GmbH. https://next.amboss.com/de/search?q=Belastungs+EGK (Zugriff am 03.11.2025).

Ausschuss für Arbeitsmedizin (AfAMed). (2014). AMR 6.3 – Vorsorgebescheinigung. Bekanntmachung des Bundesministeriums für Arbeit und Soziales vom 17.01.2014 (GMBl Nr. 5, S. 100–106). https://www.baua.de/DE/Angebote/Rechtstexte-und-Technische-Regeln/Regelwerk/AMR/pdf/AMR-6-3.pdf (Zugriff am 26.08.2025).

Ausschuss für Arbeitsmedizin (AfAMed). (2017). AMR 6.6 – Impfungen, präexpositionelle Chemoprophylaxe und Notfallprävention im Rahmen der arbeitsmedizinischen Vorsorge. Bundesanstalt für Arbeitsschutz und Arbeitsmedizin (BAuA). https://www.baua.de/DE/Angebote/Regelwerk/AMR/AMR-6-6 (Zugriff am 26.08.2025).

Ausschuss für Arbeitsmedizin (AfAMed). (2018). AMR 13.1: Tätigkeiten mit biologischen Arbeitsstoffen – Informationen zur Gefährdungsbeurteilung. Bundesanstalt für Arbeitsschutz und Arbeitsmedizin (BAuA). https://www.baua.de/DE/Angebote/Regelwerk/AMR/AMR-13-1 (Zugriff am 25.08.2025).

Ausschuss für Arbeitsmedizin (AfAMed). (2019a). Arbeitsmedizinische Regeln (AMR 2.1, AMR 6.3, AMR 14.3). Gemeinsames Ministerialblatt 2019, Nr. 51. https://www.baua.de/DE/Angebote/Regelwerk/AMR/AMR (Zugriff am 24.08.2025).

Ausschuss für Arbeitsmedizin (AfAMed). (2019b). AMR 14.2 – Einteilung von Atemschutzgeräten in Gruppen. Bundesanstalt für Arbeitsschutz und Arbeitsmedizin (BAuA). https://www.baua.de/DE/Angebote/Regelwerk/AMR/pdf/AMR-14-2.pdf?__blob=publicationFile&v=2 (Zugriff am 26.08.2025).

Ausschuss für Arbeitsmedizin (AfAMed). (2020). Arbeitsmedizinische Regel AMR 13.3: Tätigkeiten im Freien mit intensiver Belastung durch natürliche UV-Strahlung von regelmäßig einer Stunde oder mehr je Tag. Gemeinsames Ministerialblatt 2020. https://www.

baua.de/DE/Angebote/Rechtstexte-und-Technische-Regeln/Regelwerk/AMR/AMR-13-3.html (Zugriff am 24.08.2025).
Ausschuss für Arbeitsmedizin (AfAMed). (2021). AMR 13.2: Tätigkeiten mit biologischen Arbeitsstoffen – Pflichtvorsorge, Angebotsvorsorge, Wunschvorsorge. Bundesanstalt für Arbeitsschutz und Arbeitsmedizin (BAuA). https://www.baua.de/DE/Angebote/Regelwerk/AMR/AMR-13-2 (Zugriff am 25.08.2025).
Ausschuss für Arbeitsmedizin (AfAMed). (2022). AMR 3.3 – Ganzheitliche arbeitsmedizinische Vorsorge unter Berücksichtigung aller Arbeitsbedingungen und arbeitsbedingten Gefährdungen. Bekanntmachung des Bundesministeriums für Arbeit und Soziales vom 02.11.2022 (GMBl Nr. 43, S. 978). https://www.baua.de/DE/Angebote/Rechtstexte-und-Technische-Regeln/Regelwerk/AMR/pdf/AMR-3-3.pdf (Zugriff am 27.10.2025).
Berufsgenossenschaft Holz und Metall (BGHM). (2019). DGUV Information 208–033: Lärm – so schützen Sie Ihr Gehör. https://www.bghm.de/fileadmin/user_upload/Arbeitsschuetzer/Gesetze_Vorschriften/Informationen/208-033.pdf (Zugriff am 25.08.2025).
Berufsgenossenschaft für Gesundheitsdienst und Wohlfahrtspflege (BGW). (2025). Latexallergien und Prävention. https://www.bgw-online.de/bgw-online-de/themen/gesund-im-betrieb/gesunde-haut/latexallergien-und-praevention-14520 (Zugriff am 25.08.2025).
Berufsgenossenschaft Energie Textil Elektro Medienerzeugnisse (BG ETEM). (o.J.). Hand- und Hautschutz – Leitfaden für die Praxis. https://medien.bgetem.de/medienportal/artikel/MTEyLTE5NQ--/@@download/download (Zugriff am 25.08.2025).
Berufsgenossenschaft für Gesundheitsdienst und Wohlfahrtspflege (BGW). (o.J.a). BGW Rückenkolleg. https://www.bgw-online.de/resource/blob/22338/bbc9f269416f23c1aadd90c0dda65eea/bgw55-83-005-bgw-rueckenkolleg-data.pdf (Zugriff am 25.08.2025).
Berufsgenossenschaft für Gesundheitsdienst und Wohlfahrtspflege (BGW). (o.J.b). Instrumente zur Gefährdungsbeurteilung Psyche. https://www.bgw-online.de/bgw-online-de/themen/sicher-mit-system/gefaehrdungsbeurteilung/instrumente-gefaehrdungsbeurteilung-psyche-22292 (Zugriff am 27.08.2025).
Berufsgenossenschaft für Gesundheitsdienst und Wohlfahrtspflege (BGW). (o.J.c). Gefährdungsbeurteilung in sieben Schritten. https://www.bgw-online.de/bgw-online-de/themen/sicher-mit-system/gefaehrdungsbeurteilung/sieben-schritte (Zugriff am 09.09.2025).
Bundesanstalt für Arbeitsschutz und Arbeitsmedizin (BAuA). (2009). Regeln zum Arbeitsschutz auf Baustellen (RAB 25): SiGeKo – Anforderungen. https://www.baua.de/DE/Angebote/Rechtstexte-und-Technische-Regeln/Regelwerk/RAB/pdf/RAB-25.pdf?__blob=publicationFile&v=3 (Zugriff am 27.08.2025).
Bundesanstalt für Arbeitsschutz und Arbeitsmedizin (BAuA). (2014). Technische Regeln für Biologische Arbeitsstoffe (TRBA 250): Biologische Arbeitsstoffe im Gesundheitswesen und in der Wohlfahrtspflege. GMBl 2014, Nr. 10/11. https://www.baua.de/DE/Angebote/Regelwerk/TRBA/pdf/TRBA-250.pdf (Zugriff am 24.08.2025).
Bundesanstalt für Arbeitsschutz und Arbeitsmedizin (BAuA). (2017). TRBA 400: Handlungsanleitung zur Gefährdungsbeurteilung und für die Schutzmaßnahmen bei Tätigkeiten mit biologischen Arbeitsstoffen. Gemeinsames Ministerialblatt, Nr. 39. https://www.stuck-verband.de/wp-content/uploads/2017/07/TRBA-400.pdf (Zugriff am 24.08.2025).
Bundesanstalt für Arbeitsschutz und Arbeitsmedizin (BAuA). (2019). TRBS 2121 – Gefährdung von Beschäftigten durch Absturz: Allgemeine Anforderungen. BAuA. https://www.baua.de/DE/Angebote/Regelwerk/TRBS/TRBS-2121 (Zugriff am 27.08.2025).
Bundesanstalt für Arbeitsschutz und Arbeitsmedizin (BAuA). (2020). Arbeitsumgebungsbedingungen: Klima. Dossier im Handbuch Gefährdungsbeurteilung. https://www.baua.de/DE/Themen/Arbeitsgestaltung/Gefaehrdungsbeurteilung/Handbuch-Gefaehrdungsbeurteilung/Expertenwissen/Arbeitsumgebungsbedingungen/Klima/Klima_dossier?view=pdfViewExt (Zugriff am 25.08.2025).
Bundesanstalt für Arbeitsschutz und Arbeitsmedizin (BAuA). (2022). AMR 6.5: Schutzimpfungen bei Tätigkeiten mit biologischen Arbeitsstoffen (Bekanntmachung des Ausschusses für Arbeitsmedizin). https://www.baua.de/DE/Angebote/Regelwerk/AMR/pdf/AMR-6-5.pdf?__blob=publicationFile&v=1 (Zugriff am 25.08.2025).
Bundesanstalt für Arbeitsschutz und Arbeitsmedizin (BAuA). (2024). Technische Regeln für Gefahrstoffe – TRGS 401: Gefährdung durch Hautkontakt – Ermittlung, Beurteilung,

Maßnahmen. https://www.baua.de/DE/Angebote/Regelwerk/TRGS/TRGS-401 (Zugriff am 25.08.2025).
Bundesanstalt für Arbeitsschutz und Arbeitsmedizin (BAuA). (2025). Technische Regeln für Gefahrstoffe (TRGS). https://www.baua.de/DE/Angebote/Regelwerk/TRGS/TRGS (Zugriff am 25.08.2025).
Bundesanstalt für Straßenwesen (BASt). (o.J.). Begutachtungsleitlinien zur Kraftfahreignung (BLL). BASt. https://www.bast.de/DE/Themen/Sicherheit/U1-BLL/BLL_node.html (Zugriff am 27.08.2025).
Bundesministerium der Justiz. (o.J.). Jugendarbeitsschutzgesetz (JArbSchG). Gesetze-im-Internet. https://www.gesetze-im-internet.de/jarbschg/ (Zugriff am 27.08.2025).
Bundesministerium der Justiz. (o.J.). Fahrerlaubnis-Verordnung (FeV), § 6 Klassen der Fahrerlaubnis. Gesetze-im-Internet. https://www.gesetze-im-internet.de/fev_2010/__6.html (Zugriff am 26.08.2025).
Bundesministerium der Justiz. (o.J.). Fahrerlaubnis-Verordnung (FeV), § 24 Verlängerung von Fahrerlaubnissen. Gesetze-im-Internet. https://www.gesetze-im-internet.de/fev_2010/__24.html (Zugriff am 27.08.2025).
Bundesministerium der Justiz. (o.J.). Fahrerlaubnis-Verordnung (FeV), Anlage 5. Gesetze-im-Internet. https://www.gesetze-im-internet.de/fev_2010/anlage_5.html (Zugriff am 27.08.2025).
Bundesministerium der Justiz. (o.J.). Fahrerlaubnis-Verordnung (FeV), Anlage 6: Anforderungen an das Sehvermögen. Gesetze-im-Internet. https://www.gesetze-im-internet.de/fev_2010/anlage_6.html (Zugriff am 27.08.2025).
Bundesministerium der Justiz. (o.J.). Verordnung zur arbeitsmedizinischen Vorsorge (ArbMedVV), § 3 i.V.m. Anhang Teil 4 Abs. 1 Nr. 2. Gesetze-im-Internet. https://www.gesetze-im-internet.de/arbmedvv/anhang.html (Zugriff am 26.08.2025).
Bundesministerium der Justiz. (o.J.). Infektionsschutzgesetz (IfSG) – § 20 Schutzimpfungen und andere Maßnahmen der spezifischen Prophylaxe. Gesetze-im-Internet. https://www.gesetze-im-internet.de/ifsg/__20.html (Zugriff am 26.08.2025).
Bundesministerium der Justiz. (o.J.). Verordnung zur arbeitsmedizinischen Vorsorge (ArbMedVV), Anhang Teil 4 Abs. 1 Nr. 1 und Abs. 2 Nr. 2. Gesetze-im-Internet. https://www.gesetze-im-internet.de/arbmedvv/anhang.html (Zugriff am 26.08.2025).
Bundesministerium der Justiz. (o.J.). Fahrerlaubnis-Verordnung (FeV), § 24 Verlängerung von Fahrerlaubnissen. Gesetze-im-Internet. https://www.gesetze-im-internet.de/fev_2010/__24.html (Zugriff am 27.08.2025).
Bundesministerium der Justiz. (o.J.). Fahrerlaubnis-Verordnung (FeV), Anlage 5. Gesetze-im-Internet. https://www.gesetze-im-internet.de/fev_2010/anlage_5.html (Zugriff am 27.08.2025).
Bundesministerium der Justiz. (o.J.). Fahrerlaubnis-Verordnung (FeV), Anlage 6: Anforderungen an das Sehvermögen. Gesetze-im-Internet. https://www.gesetze-im-internet.de/fev_2010/anlage_6.html (Zugriff am 27.08.2025).
Bundesministerium der Justiz. (o.J.). Druckluftverordnung (DruckLV). Gesetze im Internet. https://www.gesetze-im-internet.de/drucklv/ (Zugriff am 27.08.2025).
Bundesministerium der Justiz. (1994). Arbeitszeitgesetz (ArbZG). Gesetze im Internet. https://www.gesetze-im-internet.de/arbzg/BJNR117100994.html (Zugriff am 27.08.2025).
Bundesministerium der Justiz. (2007). Lärm- und Vibrations-Arbeitsschutzverordnung (LärmVibrationsArbSchV), insbesondere §§ 2, 5–6. https://www.gesetze-im-internet.de/l_rmvibrationsarbschv/BJNR026110007.html (Zugriff am 25.08.2025).
Bundesministerium der Justiz. (2008a). Verordnung zur arbeitsmedizinischen Vorsorge (ArbMedVV), Anhang Teil 3 Abs. 2 Nr. 5. BGBl I 2008, Nr. 39, S. 2768; zuletzt geändert 2019. https://www.gesetze-im-internet.de/arbmedvv/ (Zugriff am 24.08.2025).
Bundesministerium der Justiz. (2008b). Verordnung zur arbeitsmedizinischen Vorsorge (ArbMedVV), Anhang Teil 2: Tätigkeiten mit biologischen Arbeitsstoffen – Risikogruppenpflichtvorsorge (BGBl I 2008, S. 2771–2775). https://www.gesetze-im-internet.de/arbmedvv/anhang.html (Zugriff am 24.08.2025).
Bundesministerium der Justiz. (2010). Gefahrstoffverordnung (GefStoffV) – Verordnung zum Schutz vor Gefahrstoffen. BGBl. I S. 1643, zuletzt geändert 2021. https://www.gesetze-im-in

ternet.de/gefstoffv_2010/index.html#BJNR164400010BJNE000105126 (Zugriff am 25.08. 2025).

Bundesministerium der Justiz. (2013). Verordnung über Sicherheit und Gesundheitsschutz bei Tätigkeiten mit biologischen Arbeitsstoffen (BioStoffV). https://www.gesetze-im-internet.de/biostoffv_2013/ (Zugriff am 24.08.2025).

Bundesministerium der Justiz. (2017). Gesetz zum Schutz von Müttern bei der Arbeit, in der Ausbildung und im Studium (Mutterschutzgesetz – MuSchG), § 10 Absatz 1. BGBl I 2017, S. 1228; zuletzt geändert 2021. https://www.gesetze-im-internet.de/muschg_2018/__10.html (Zugriff am 24.08.2025).

Bundesministerium der Justiz. (2019a). Verordnung zur arbeitsmedizinischen Vorsorge (ArbMedVV), Anhang Teil 3: Tätigkeiten mit physikalischen Einwirkungen. https://www.gesetze-im-internet.de/arbmedvv/BJNR276810008.html (Zugriff am 25.08.2025).

Bundesministerium der Justiz. (2019b). Verordnung zur arbeitsmedizinischen Vorsorge (ArbMedVV), Anhang Teil 1 (1), 2. (a) und (2), 2. (e). https://www.gesetze-im-internet.de/arbmedvv/anhang.html (Zugriff am 25.08.2025).

Bundesministerium der Justiz. (2019c). Verordnung zur arbeitsmedizinischen Vorsorge (ArbMedVV), Anhang Teil 3 (1) 5. Gesetze im Internet. https://www.gesetze-im-internet.de/arbmedvv/anhang.html (Zugriff am 27.08.2025).

Bundesministerium der Justiz (2024a). Berufskrankheiten-Verordnung (BKV), inkl. Anlage 1: Liste der Berufskrankheiten. https://www.gesetze-im-internet.de/bkv/ (Zugriff am 27.08. 2025).

Bundesministerium der Justiz (2024b). ICD-10-GM Version 2024. https://klassifikationen.bfarm.de/icd-10-gm/kode-suche/htmlgm2024/index.htm (Zugriff am 27.08.2025).

Bundesministerium der Justiz. (2025, 24. Februar). Mutterschutzgesetz (MuSchG). Gesetze im Internet. https://www.gesetze-im-internet.de/muschg_2018/ (Zugriff am 27.08.2025).

Brillen-sehhilfen.de. (o.J.). Bildschirmbrillen. https://www.brillen-sehhilfen.de/bildschirmbrillen/ (Zugriff am 29.08.2025).

Deutsche Gesetzliche Unfallversicherung (DGUV). (o.J.). Anzeige auf Verdacht einer Berufskrankheit (Formular F 6000). https://www.dguv.de/medien/formtexte/aerzte/f_6000/f6000.pdf (Zugriff am 27.08.2025).

Deutsche Gesetzliche Unfallversicherung (DGUV). (2010). Hautschutz und Händehygiene im Gesundheitsdienst (2. Aufl.). DGUV Information 207–022. Berlin: DGUV. https://publikationen.dguv.de/widgets/pdf/download/article/853 (Zugriff am 27.08.2025).

Deutsche Gesetzliche Unfallversicherung (DGUV). (2012). DGUV Information 209–061: Hautschutz im Friseurhandwerk. https://publikationen.dguv.de/widgets/pdf/download/article/444 (Zugriff am 25.08.2025).

Deutsche Gesetzliche Unfallversicherung (DGUV). (2012). Hautschutz im Friseurhandwerk. DGUV Information 209–061. Berlin: DGUV. https://publikationen.dguv.de/widgets/pdf/download/article/444 (Zugriff am 27.08.2025).

Deutsche Gesetzliche Unfallversicherung (DGUV). (2016). Arbeiten in Druckluft: DGUV-Regel 113–004. https://publikationen.dguv.de/widgets/pdf/download/article/1089 (Zugriff am 27.08.2025).

Deutsche Gesetzliche Unfallversicherung (DGUV). (2018). Positionspapier zu ototoxischen Arbeitsstoffen. Institut für Arbeitsschutz der Deutschen Gesetzlichen Unfallversicherung (IFA). https://www.dguv.de/medien/ifa/de/fac/positionspapier-ototoxische-arbeitsstoffe.pdf (Zugriff am 27.10.2025).

Deutsche Gesetzliche Unfallversicherung (DGUV). (2018). DGUV-Vorschrift 49: Feuerwehren. DGUV. https://publikationen.dguv.de/widgets/pdf/download/article/1507 (Zugriff am 26.08.2025).

Deutsche Gesetzliche Unfallversicherung (DGUV). (2018). DGUV-Regel 105–049: Feuerwehren. DGUV. https://publikationen.dguv.de/widgets/pdf/download/article/3505 (Zugriff am 26.08.2025).

Deutsche Gesetzliche Unfallversicherung (DGUV). (2019). DGUV-Information 250–010: Eignungsbeurteilungen in der betrieblichen Praxis. Berlin: DGUV. https://publikationen.dguv.de/widgets/pdf/download/article/2607 (Zugriff am 26.08.2025).

Deutsche Gesetzliche Unfallversicherung (DGUV). (2019). Natürliche UV-Strahlung – Schutzmaßnahmen für Beschäftigte im Freien (DGUV-Information 203–085). Berlin. DGUV. https://publikationen.dguv.de/widgets/pdf/download/article/3049 (Zugriff am 27.08.2025).

Deutsche Gesellschaft für Arbeitsmedizin und Umweltmedizin (DGAUM). (2020). Gesundheitliche Aspekte und Gestaltung von Nacht- und Schichtarbeit (S2k-Leitlinie, AWMF-Registernr. 002–030). https://register.awmf.org/de/leitlinien/detail/002-030 (Zugriff am 27.08.2025).

Deutsche Gesetzliche Unfallversicherung (DGUV). (2020). DGUV Information 240–450: Eignungsbeurteilung von Atemschutzgeräteträgern. Berlin: DGUV. https://publikationen.dguv.de/widgets/pdf/download/article/2906 (Zugriff am 26.08.2025).

Deutsche Gesetzliche Unfallversicherung (DGUV). (2024a). Empfehlungen für arbeitsmedizinische Beratungen und Untersuchungen (Abschnitt »Arbeiten mit Absturzgefahr«, Kap. 2.2, ab S. 1050 ff.). Berlin: DGUV.

Deutsche Gesetzliche Unfallversicherung (DGUV). (2024b). Empfehlungen für arbeitsmedizinische Beratungen und Untersuchungen (Abschnitt »Fahr-, Steuer- und Überwachungstätigkeiten«, Kap. 2.2, ab S. 1082 ff.). Berlin: DGUV.

Deutsche Gesetzliche Unfallversicherung (DGUV). (2024c). Empfehlungen für arbeitsmedizinische Beratungen und Untersuchungen (ab S. 801–924). Berlin: DGUV.

Deutsche Gesetzliche Unfallversicherung (DGUV). (2024d). Empfehlungen für arbeitsmedizinische Beratungen und Untersuchungen (Abschnitt 2.1.4, S. 975 ff.: Arbeitsaufenthalt im Ausland unter besonderen klimatischen oder gesundheitlichen Belastungen). DGUV.

Deutsche Gesetzliche Unfallversicherung (DGUV). (2024e). Empfehlungen für arbeitsmedizinische Beratungen und Untersuchungen (Abschnitt 2.1.4 »Atemschutzgeräte«, S. 997 ff.; Abschnitt 2.2, S. 1065 ff.). DGUV.

Deutsche Gesetzliche Unfallversicherung (DGUV). (2024 f). Empfehlungen für arbeitsmedizinische Beratungen und Untersuchungen (Abschnitt 2.2: DGUV-Empfehlungen zu Eignungsbeurteilungen, Arbeiten in sauerstoffreduzierter Atmosphäre, S. 1037 ff.). Berlin: DGUV.

Deutsche Gesetzliche Unfallversicherung (DGUV). (2024 g). Empfehlungen für arbeitsmedizinische Beratungen und Untersuchungen. Berlin: DGUV. (Abschnitt 2.1.1, S. 31 ff.)

Deutsche Gesetzliche Unfallversicherung (DGUV). (2024 h). Empfehlungen für arbeitsmedizinische Beratungen und Untersuchungen: Tätigkeiten an Bildschirmgeräten (S. 1014 ff.). Berlin: DGUV.

Deutsche Gesetzliche Unfallversicherung (DGUV). (2024i). Empfehlungen für arbeitsmedizinische Beratungen und Untersuchungen: Tätigkeiten mit physikalischer Einwirkung – Natürliche optische Strahlung (Abschnitt 2.1.3, ab S. 900 ff.). Berlin: DGUV.

Deutsche Gesetzliche Unfallversicherung (DGUV). (2024j). Empfehlungen für arbeitsmedizinische Beratungen und Untersuchungen. 2.1.2.Tätigkeiten mit biologischen Arbeitsstoffen (S. 773 ff.). Berlin: DGUV.

Deutsche Gesetzliche Unfallversicherung (DGUV), Institut für Arbeitsschutz der DGUV (IFA), BMAS, BG RCI. (2025). GESTIS-Biostoffdatenbank – Informationen zu biologischen Arbeitsstoffen am Arbeitsplatz. https://www.dguv.de/ifa/gestis/gestis-biostoffdatenbank/index-2.jsp (Zugriff am 24.08.2025).

Deutsche Gesetzliche Unfallversicherung (DGUV). (2025). GESTIS-Stoffdatenbank. https://gestis.dguv.de (Zugriff am 25.08.2025).

Deutsche Gesetzliche Unfallversicherung (DGUV). (2025, Mai). DGUV-Information 203-085 – Arbeiten unter der Sonne: Handlungshilfe für Unternehmerinnen und Unternehmer. Berlin: DGUV. https://publikationen.dguv.de/widgets/pdf/download/article/3049 (Zugriff am 24.08.2025).

Deutsche Gesetzliche Unfallversicherung (DGUV). (2025). Mensch und Arbeitsplatz – Wegweiser ergonomische Arbeitsgestaltung (DGUV Information 209–098). Berlin: DGUV. https://publikationen.dguv.de/DguvWebcode/index/query/p209098 (Zugriff am 27.08.2025).

Europäische Union. (2006). Verordnung (EG) Nr. 1907/2006 des Europäischen Parlaments und des Rates vom 18. Dezember 2006 zur Registrierung, Bewertung, Zulassung und

Beschränkung chemischer Stoffe (REACH). Amtsblatt der Europäischen Union, L 396. https://eur-lex.europa.eu/legal-content/DE/TXT/?uri=celex:32006R1907 (Zugriff am 25.08.2025).

Fulga, R., & Klabe, K. (2017). Glaukomkurs: Diagnostik – Einteilung – medizinische Therapie [PowerPoint-Präsentation, DOC 2017]. Breyer Kaymak Klabe Augenzentrum/Premium Eyes. Verfügbar unter: https://de.slideshare.net/slideshow/glaukomkurs-doc-2017/76720141 (Zugriff am 27. Oktober 2025).

GDA-Arbeitsprogramm Psyche. (2022). Berücksichtigung psychischer Belastung in der Gefährdungsbeurteilung: Empfehlungen zur Umsetzung in der betrieblichen Praxis (4., vollständig überarbeitete Auflage). Berlin: Bundesministerium für Arbeit und Soziales. https://www.gda-psyche.de/fileadmin/gda/Downloads/Broschuere_psychsiche_Belastung_Auflage_4_2024.pdf (Zugriff am 27.08.2025).

Hielscher, V., Richter, G., & Klatt, L. (2019). Schichtarbeit gut gestalten. ISO Institut. https://www.iso-institut.de/wp-content/uploads/2019/07/Broschuere-GUSAGO-19-07-03-100-Seiten.pdf (Zugriff am 27.08.2025).

Johns, M. W. (1991). A new method for measuring daytime sleepiness: The Epworth Sleepiness Scale. Sleep, 14(6), 540–545. https://doi.org/10.1093/sleep/14.6.540

Kittelmann, M., Adolph, L., Michel, A., Packroff, R., Schütte, M., & Sommer, S. (Hrsg.). (2023). Handbuch Gefährdungsbeurteilung – Teil 2: Psychische Faktoren. Dortmund: Bundesanstalt für Arbeitsschutz und Arbeitsmedizin (BAuA). https://www.baua.de/gefaehrdungsbeurteilung (Zugriff am 27.08.2025).

Lechner, R., Staps, E., Brugger, H., & Rauch, S. (2019). Rettungsdienstliche Strategie beim Hängetrauma. retten!, 8(2), 112–120. https://doi.org/10.1055/a-0796-0151

Matthäi, I., & Morschhäuser, M. (2009). Work Ability Index (WAI) – Arbeitsbewältigungsindex. Saarbrücken: iso-Institut https://www.iso-institut.de/wp-content/uploads/2019/03/2009-Matthaei-Work-Ability-Index.pdf (Zugriff am 27.08.2025).

Robert Koch-Institut (RKI). (2025). Impfempfehlungen der Ständigen Impfkommission (STIKO) für Personen mit beruflicher Indikation: Empfehlung und wissenschaftliche Begründung. https://www.rki.de/DE/Themen/Infektionskrankheiten/Impfen/Staendige-Impfkommission/Berufliche-Indikation/Berufliche-Indikation-Download.pdf?__blob=publicationFile&v=4 (Zugriff am 27.08.2025).

Robert Koch-Institut (RKI). (o.J.a). Impfungen A–Z. https://www.rki.de/DE/Themen/Infektionskrankheiten/Impfen/Impfungen-A-Z/impfungen-a-z-node.html (Zugriff am 27.08.2025).

Robert Koch-Institut (RKI). (o.J.b). RKI-Ratgeber für Infektionskrankheiten: Hintergrundinformationen, Falldefinitionen, Referenzzentren. https://www.rki.de/DE/Home/home_node.html (Zugriff am 24.08.2025).

Sozialgesetzbuch (SGB V). (1988). § 20 Leistungen zur Gesundheitsförderung und Prävention. BGBl. I 1988, S. 2477; zuletzt geändert 2023. https://www.sozialgesetzbuch-sgb.de/sgbv/20.html (Zugriff am 27.08.2025).

Singh, S., Keller, P.R., Busija, L. et al. (2023). Brillengläser mit Blaulichtfilter für Sehleistung. Schlaf und Makulagesundheit bei Erwachsenen. Cochrane Database Syst Rev., CD013244. https://www.doi.org/10.1002/14651858.CD013244.pub2.

Spallek, M. F., & Kuhn, S. (2009). Funktionsorientierte körperliche Untersuchungssystematik. ecomed Medizin.

Thieme Via medici. (2025). Anatomie und Physiologie des Auges – Auffrischer Entwicklung. https://viamedici.thieme.de/lernmodul/8816036/5957e3ef-9ff3-47bd-8005-19d9974f6b18/auffrischer+entwicklung+anatomie+und+physiologie+des+auges#_16455ACC_C9E6_4BD3_93D0_AC5245AAE625 (Zugriff am 24.08.2025).

Universität Freiburg. (o.J.a). The Human Brain – Neuroanatomie [Online-Lernplattform]. https://teaching.thehumanbrain.info/neuroanatomie.php?kap=20#abb-20-12 (Zugriff am 27.08.2025).

Universitätsklinikum Freiburg. (o.J.b). HNO-Lernprogramm [Online-Lernmodul]. http://hno-lernprogramm.uniklinik-freiburg.de/lernen/15/ (Zugriff am 27.08.2025).

Unfallkasse Hessen (UKH). (2016). Gesund arbeiten am PC. https://www.ukh.de/medium/gesund-arbeiten-am-pc (Zugriff am 24.08.2025).

ZEISS. (o.J.). Polarisierte Sonnenbrillen: Optimaler Sehkomfort ohne störende Blendung. https://www.zeiss.de/vision-care/rund-ums-sehen/sport-freizeit/polarisierte-sonnenbrillen-optimaler-sehkomfort-ohne-stoerende-blendung.html (Zugriff 23.08.2025).

Zusatzmaterial zum Download

Die gesammelten Zusatzmaterialien können Sie unter folgendem Link herunterladen:[2]

https://dl.kohlhammer.de/978-3-17-047148-1

2 Wichtiger urheberrechtlicher Hinweis: Alle zusätzlichen Materialien, die im Downloadbereich zur Verfügung gestellt werden, sind urheberrechtlich geschützt. Ihre Verwendung ist nur zum persönlichen und nichtgewerblichen Gebrauch erlaubt. Jede Verwendung außerhalb der engen Grenzen des Urheberrechts ist ohne Zustimmung des Verlags unzulässig und strafbar. Das gilt insbesondere für Vervielfältigungen, Übersetzungen, Mikroverfilmungen und für die Einspeicherung und Verarbeitung in elektronischen Systemen.

Sachwortregister

A

B

C

D

E

F

G

H

I

J

K

L

M

N

O

P

R

S

T

U

V

W

Z